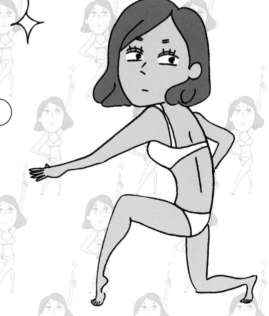

다카하시 사치코
지음

서른 살인데 아직도 내 몸을 몰라?

만화로 배우는

여성을 위한 성교육 교과서

라라

저는 본과에 들어간 지 얼마 되지 않아 산부인과 의사가 되기로 결심했습니다. 많은 여성이 성병에 대한 걱정 때문에 임신을 희망하면서도 고민하고 있다는 것을 알게 되었기 때문입니다. 또한 성병도 예방과 치료가 가능하다는 사실을 많은 사람에게 알려서 무방비한 성관계를 갖지 않도록 하고 싶었습니다. 일찍이 성교육을 하기 위해 산부인과를 선택한 셈이지요.

그런데 교육을 하다 보니, 성교육의 폭이 굉장히 넓다는 사실을 알게 되었습니다. 성병은 성교육의 아주 작은 일부에 지나지 않았습니다. 그래서 저는 여성이 원하는 때에 임신이 가능하도록 성교육을 통해 돕고 싶었습니다.

임신을 희망하는 여성이나 커플이 임신을 준비하며 미리 관리하는 것을 '프리 컨셉션 케어(Preconception Care)'라고 합니다. 미리 알고 있으면 건강을 지킬 수 있는 가능성이 높아집니다. 알고도 선택하지 않은 것과 몰라서 선택하지 못한 것은 엄연히 다릅니다.

이 책은 임신을 희망하는 분들이 지식을 얻고 스스로 선택할 수 있도록 임신 전 건강 관리에 관한 유익한 에피소드를 소개하고 있습니다.

인생은 수많은 선택의 연속이고, 어떤 선택지를 골라야 할지 쉽지 않지만 스스로 선택하며 나아가는 것이 중요합니다. 그럼 이제 여러분의 인생을 스스로 움켜잡으러 가 봅시다!

다카하시 사치코

이 책의 구성
HOW TO USE

오랜 시간 함께 하는 생리부터 확실히 알아 둬야 할 임신과 임신 준비까지,
폭넓은 주제의 정보를 '만화'와 '해설'로 제공한다.

Point
1
공감 가는 일상을
그린 재미있는 만화

여성의 일상은 마음은 물론이고 컨디션이
100% 충전된 날은 그리 많지 않다. 그런 일
상에서 '자주 겪게 되는 장면'과 여성이라면
누구나 해당될 수 있는 '이상 신호'를 만화로
설명한다.

Point
2
진료실에 온 것 같은
사실적인 해설

만화가 끝나면 사치코 선생님의 해설이 펼쳐
진다. 마치 실제 병원에서 진료를 받고 있는
듯한 현장감과 안도감을 느낄 수 있다. 주변
사람들에게는 물어보기 어려운 민감한 주제
도 풍부하게 다룬다.

Point
3
폭넓은 주제가 가득!

생리 · 피임 · 성병 등 주변 사람들에게 묻기
어려운 주제와 임신 준비, 서른 살을 앞두고
있다면 주의해야 할 여성 질환까지 폭넓은 주
제의 해설을 담았다. 다양한 고민과 불안을
함께 생각해 볼 수 있다.

Point
4
검색이 필요 없는
최신 정보!

여성이라면 알고 싶은 주제와 정보를 풍부하
게 실었다. 응급 피임약을 처방받을 수 있는
기관 정보부터 새롭게 적용된 건강 보험 기준
까지, 검색을 하지 않아도 알 수 있게 최신 정
보를 자세하게 담았다.

만화 by **고무카이 유미코**

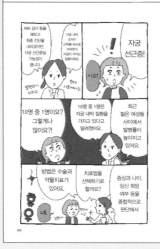

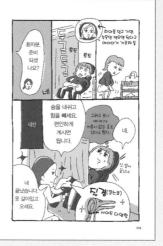

30세 전후 여성들이 공감할 수 있는 일상이 담긴 만화.
여러분도 해당되는 '이상 신호'를 발견하게 될 지도 모른다!

해설 by **다카하시 사치코(사치코 선생님)**

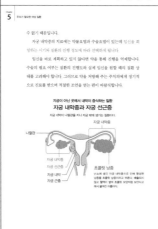

실제 진료를 받는 느낌이 들 정도로 사실적이고 자세한 사치코 선생님의 해설을 담았다.
여성의 몸에 관한 불안과 고민을 한 번에 해소하자!

지금부터 여러분이 만나게 될 네 명의 여성은
에이미, 시호, 유미, 세라입니다.
환경이나 성격은 각각 다르지만
여성으로서 비슷한 고민을 안고 있는
서른 살 전후의 여성들입니다.
주변 친구들이 하나 둘 결혼과 출산을 하기 시작하면서
아직 비혼인 이들은 생각이 많아졌습니다.
사랑도 일도 열정적으로 해내고 있지만
모름지기 저마다 고민과 불안이 있기 마련입니다.
그럼, 그녀들의 일상을 함께 들여다볼까요?
여러분도 조심해야 할 '이상 신호'를 찾게 될지도 모릅니다.

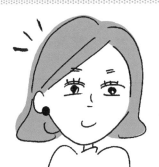

생리통은 모두 있는 걸까? 다른 사람들은 얼마나 아픈 지 알고 싶어….

에이미

나 홀로 자취 중. 남자친구는 없다.
생리통이 시작되면 진통제와
재밌는 동영상으로 버틴다.

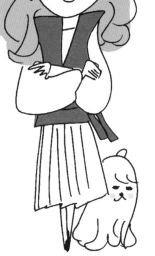

PMS 증상은 사람마다 다 똑같은가? 알 수가 없네….

시호

가족과 동거 중. 결혼이 하고 싶다.
PMS 때문에 종종 식욕이
폭발하는 편이다.

안전한 날,
위험한 날
그런 건 다들 잘
알고 있는거야?

유미

나 홀로 자취 중.
최근에 생긴 연하 남자친구와
한창 밀당 중이다. 하지만
어쩐지 계속 밀리기만 한다.

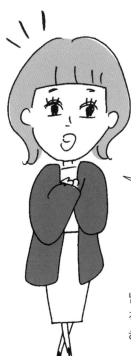

임신을 하려면
'언제'가 좋을까?
출산은 '언제'까지
할 수 있는거지?

세라

남자친구와 동거 중. 야망이 크다.
직업은 여행 콘텐츠 작가.
하루 빨리 독립하기 위해 불꽃처럼 일하는 중이다.

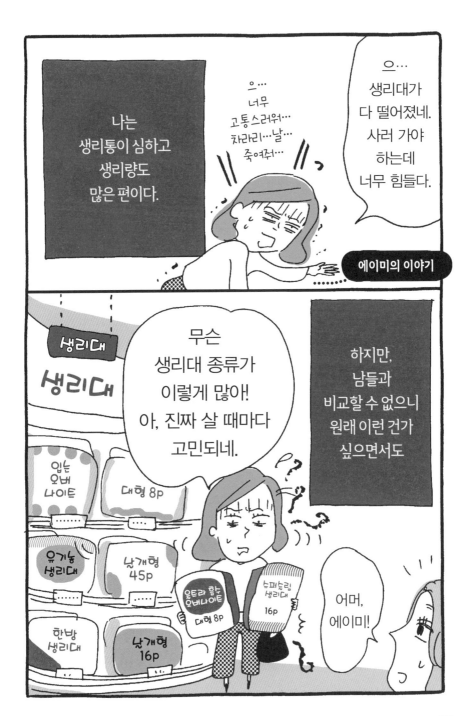

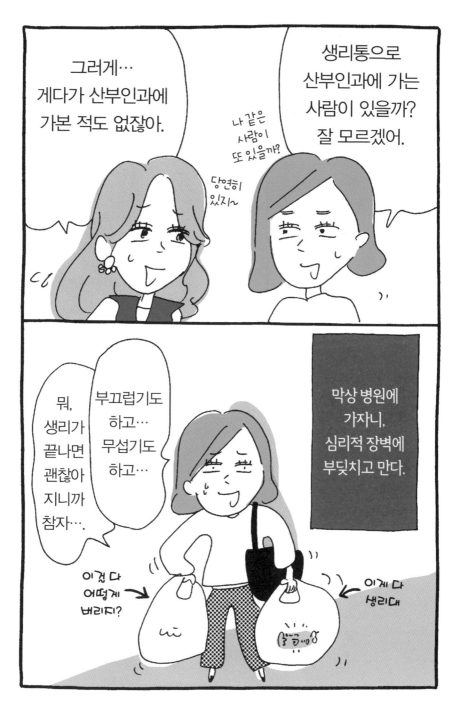

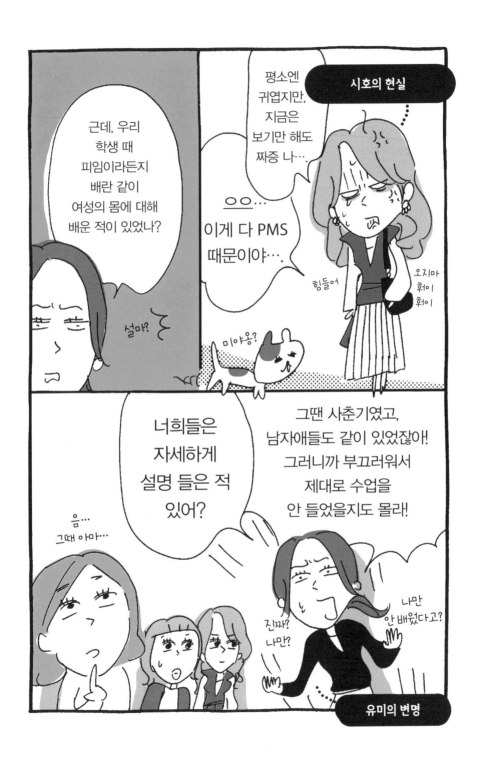

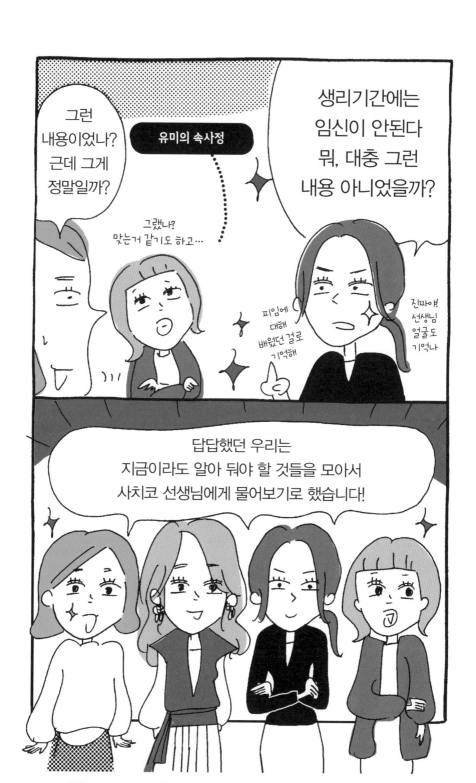

일러두기

1. 이 도서는 일본 〈KADOKAWA〉에서 출간한 『マンガでわかる! 28歳からの おとめのカラダ大全』을 번역한 도서입니다.
2. 독자 여러분께 정보를 전달하기 위해 한국의 정책이나 사례 등 상세한 정보를 추가했습니다.
3. 보편적이지 않은 정보가 필요할 경우 개인에 따라 다를 수 있으므로 산부인과 의사와 상담하시기 바랍니다.

괜찮을까?

나의 생리

오랜 시간 함께해 온 생리.

여러분의 생리는 매달 잘 찾아오고 있나요?

생리통이 이전보다 더 심해지거나 한 적은 없나요?

생리의 양이나 주기, 생리통의 정도는

사람마다 다르기 때문에 비교하기 어렵지만,

주의해야 할 여성 질환의 '이상 신호'가

생리 현상으로 나타나는 경우가 많습니다.

Chapter1에서는 생리의 과정에 대해 전체적으로 살펴보고

어떤 것에 주의하며 자신의 생리를 체크하면 좋을지 알아봅시다.

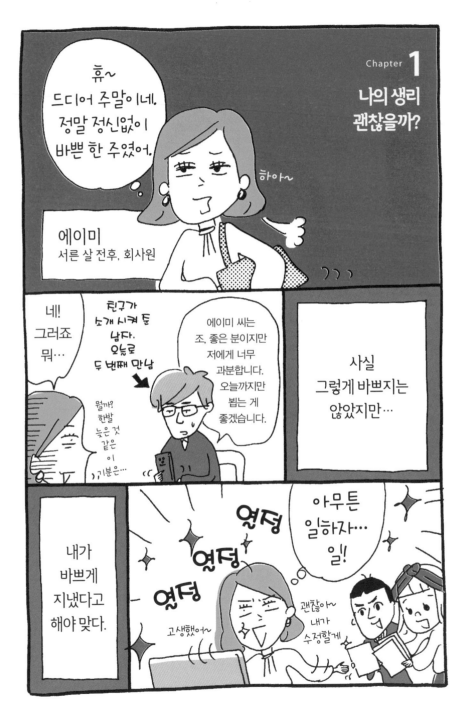

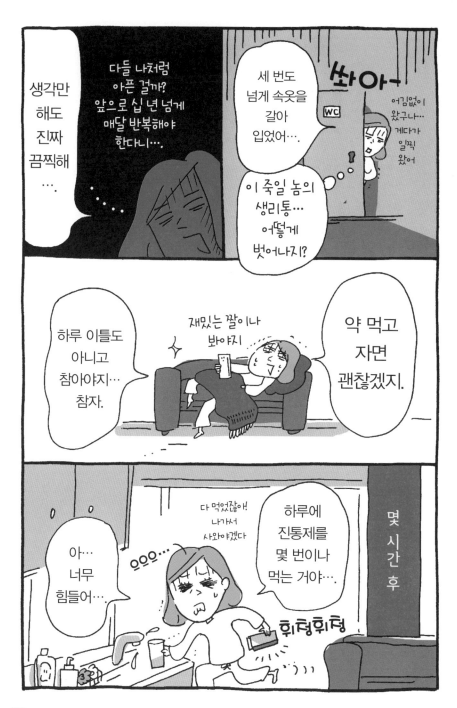

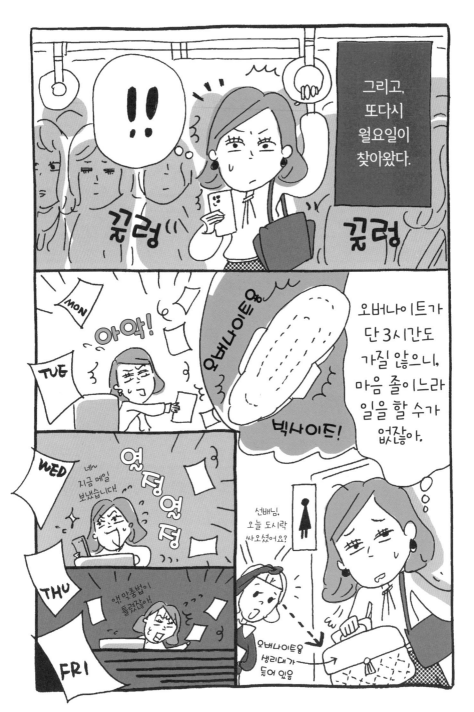

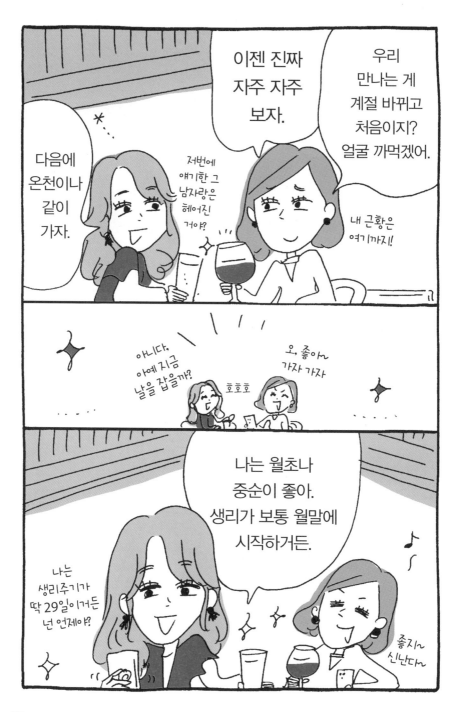

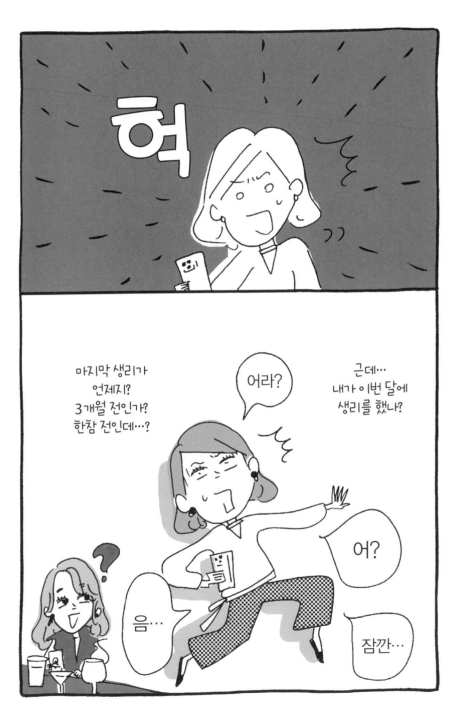

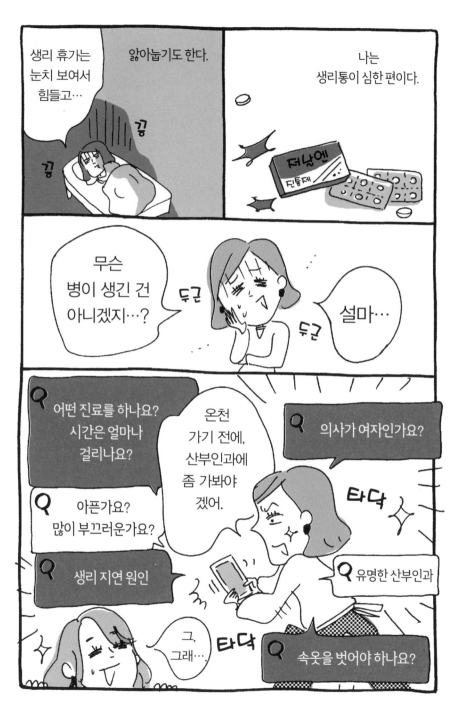

'3'의 법칙으로 체크하는 생리 이상

여러분의 생리는 어떤가요?

매달 찾아오는 생리는 귀찮고 때로는 걱정을 안겨 줄 때도 있을 것입니다. 그러나 일정한 주기에 통증 없이 찾아온다면 너무 걱정할 필요는 없습니다. 그러나 불규칙한 간격으로 통증까지 함께 찾아온다면 여러분의 건강에 문제가 생겼을지도 모릅니다. 만약 그렇다면 꼭 가까운 시일 내에 산부인과에서 진료를 받아 보시기 바랍니다.

· '3'의 법칙으로 현재 생리 상태를 체크!

산부인과 진료를 받아야 할지 말지 판단을 내리기 힘들다면 다음의 '3'의 법칙을 기준으로 체크해 보시기 바랍니다.

· 생리를 3개월 이상 하지 않는다.

배란이 제대로 일어나지 않고 있을 가능성이 있습니다. 임신이라는 목표를 위해 관리하는 것도 중요하지만 무엇보다 지금 나의 건강을 위해 호르몬 수치 등을 확인하고 불규칙한 생리 주기의 원인을 파악하는 것이 좋습니다.

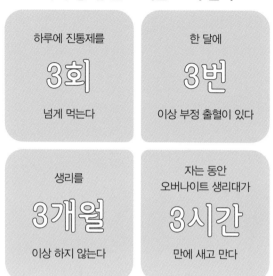

나의 생리! 진료 기준 '3'의 법칙

하루에 진통제를
3회
넘게 먹는다

한 달에
3번
이상 부정 출혈이 있다

생리를
3개월
이상 하지 않는다

자는 동안
오버나이트 생리대가
3시간
만에 새고 만다

· 한 달에 3번 이상 부정 출혈이 있다

생리 기간 이외의 출혈은 질 혹은 자궁, 난소 질환에서 비롯될 수 있습니다. 병원을 방문해 출혈의 원인을 확인해야 합니다.

· 하루에 진통제를 3회 넘게 먹는다

생리 기간 동안에 통증이 없어서 진통제를 먹지 않는 사람도 많습니다. 만약 생리통이 동반된다고 해도 대개 한두 번 정도에 그칩니다. 그러나 3회를 넘어가는 경우라면 많이 먹는 편에 속하기 때문에 통증의 원인을 찾아야 합니다. 또한 복용 횟수가 3회 이내라 해도 통증이 심하다면 산부인과 진료를 받는 편이 좋습니다.

· 자는 동안 오버나이트 생리대가 3시간만에 새고 만다.

생리 기간동안 배출되는 생리량은 평균 20~140㎖입니다. 그러나 평균을 넘어서 오버나이트 생리대를 사용해도 2~3시간 만에 교체하는 정도라면 '과다 월경'일 가능성이 있습니다. 또한 생리가 '3주' 이상 지속될 때도 주의가 필요합니다. 정상적인 생리 기간은 평균 3일 이상 7일 이내로 생리가 8일 이상 지속되는 경우를 '과장 월경'이라고 합니다.

생리 상태는 여성이 자신의 건강 상태를 알 수 있는 중요한 단서 중 하나입니다. '3'의 법칙 중에서 해당되는 것이 하나라도 있다면, 망설이지 말고 산부인과를 찾아가시길 바랍니다. 몸에서 보내는 이상 신호를 확실히 인식하고 제대로 검사를 받아야 합니다. 무언가 이상이 발견되었다면, 치료를 통해 건강한 몸을 만들어 나갑시다.

※ 생리 이상과 관계가 깊은 부인과 질환은 5장에서 소개하겠습니다.

매달 열심히 일한다
반복해서 임신을 준비하는 여성의 몸

앞서 말한 네 가지 기준 중에서 하나라도 해당된다면, 부인과 질환을 앓고 있을 가능성이 있습니다. 그중에는 난임을 유발하거나 그대로 두면 악화되어 수술이 필요한 질환이 있을 수도 있습니다. 반드시 빠른 시일 내에 산부인과 진료를 받으시기 바랍니다.

그럼, 이제 생리를 하는 이유에 대해 살펴봅시다.

생리란 수정란의 착상에 대비해 만들어졌던 자궁 내막이 혈액과 함께 떨어져 나와 배출되는 것을 말합니다.

자궁 내막은 수정란이 착상하는 곳으로, 자궁의 내벽에 위치해 있으며 푹신푹신한 침대 역할을 합니다. 하지만 착상이 이루어지지 않으면, 한 달에 한 번 자궁 내막이 허물어지면서 몸 밖으로 배출됩니다.

다시 말해 생리는 출산을 원할 때 필요한 시스템으로, 평소에는 전혀 필요가 없는데도 난소와 자궁이 부지런히 제 역할을 하고 있는 것입니다.

· 현대 여성은 생리 횟수가 너무 많다

옛날 여성들은 30세 이전에 보통 4~5명의 아이를 출산했습니다. 따라서 임신─출산─수유에 이르는 과정이 짧고 자주 반복되었습니다. 이로 인해 옛날 여성들은 현대 여성과는 다르게 평생 동안 생리 횟수가 매우 적었습니다.

그러나 현대에 와서는 한 명의 여성이 출산하는 아이의 수가 급격하게 줄고 있기 때문에 과거의 여성에 비해 규칙적인 생리 주기가 삶의 질이라는 관점에서 매우 중요하게 다뤄집니다.

진료실에 찾아오는 여성들과 이야기를 나누다 보면, 많은 여성이 생리 기간에 통증을 느끼는 것을 당연하게 생각하고 있었습니다. 생리는 임신과 긴밀한 관계를 이루고 있으므로 어느 정도는 감수하는 것이 맞다고 생각하는 것일까요?

하지만 생리는 여성이 임신을 원할 때 필요한 시스템입니다. 원하지 않을 때는 피로도를 줄여 삶의 질을 올려도 전혀 문제가 되지 않습니다. 현재 50~60대 여성이 젊었을 때는 생리통이 오면 그저 진통제를 먹는 방법 밖에 없었습니다. 하지만 지금은 예전보다 선택지가 많습니다. 생리를 조금 더 편안하게 보내서 일상생활을 즐길 수 있는 방법이 있습니다. 그러니 가벼운 마음으로 산부인과에 방문하시길 바랍니다.

복습해 보자!

생리의 과정

이전 생리가 끝나면 자궁 내에서는 다음 배란을 대비해 푹신한 침대를
조금씩 만들기 시작한다. 하지만 난자가 수정란이 되어
착상이 이루어지지 않으면, 침대가 필요 없기 때문에 몸 밖으로 배출된다.

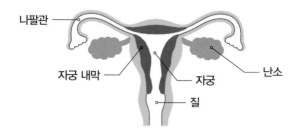

나팔관

자궁 내막 ── 자궁

난소

질

① **생리 종료**

자궁 내막이 수정란 착상에 대비해
조금씩 두꺼워진다.

② **생리와 생리 사이**

난소에서 배란이 되고
난자가 운반될 무렵, 자궁 내막은
가장 두껍고 푹신한 침대가 된다.

③ **생리 중**

난자가 수정되지 않았다면
침대는 필요없어진다.
허물어진 침대는 몸 밖으로
혈액과 함께 배출된다.

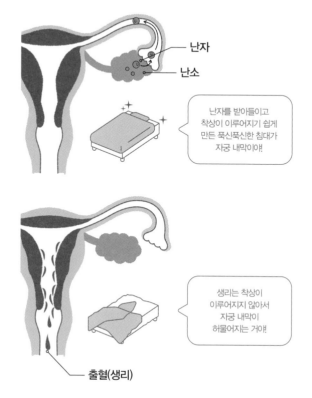

난자 ── 난소

난자를 받아들이고
착상이 이루어지기 쉽게
만든 푹신푹신한 침대가
자궁 내막이야!

생리는 착상이
이루어지지 않아서
자궁 내막이
허물어지는 거야!

출혈(생리)

생리가 힘들다면
'생리통'은 치료 대상

생리통은 ①단순한 생리통 ②질환으로 인한 생리통, 두 가지가 있습니다.

①단순한 생리통은 자궁 내막에서 분비된 프로스타글란딘이라는 물질이 근육의 수축을 촉진시켜 출혈을 돕는 과정에서 느끼는 통증입니다. 질환을 동반하지 않아도 통증은 그 자체만으로 괴롭습니다. 그렇기 때문에 '통증이 심해지기 전에' 미리 진통제를 먹는 것이 좋습니다. 진통제 중에는 프로스타글란딘의 생성을 억제하는 물질이 포함된 것도 있어 미리 복용한다면 통증의 크기가 억제되어 생리를 잘 극복할 수 있습니다.

그러나 문제는 ②질환으로 인한 생리통입니다. 이런 경우는 해가 거듭될수록 생리통이 강하고 심해집니다. 매년 통증이 심해지고 있는지 가늠하기가 어렵다면, 진통제 복용 횟수가 늘지 않았는지 생각해보면 알 수 있습니다. 가끔 생리통 때문에 앓아눕는다는 사람도 여기에 해당합니다.

보통 이런 경우 진료를 해보면 자궁이나 난소가 부어 있거나 자궁내막증을 앓고 있는 경우가 많습니다. 그대로 방치하면 자궁의 모양이 변형되어, 나중에 임신을 희망할 때 어려움을 겪게 될지도 모릅니다.

둘 중 어느 쪽이든 진료를 받아야 한다

조금 전 ①은 질환이 아니라고 했지만, ①과 ②처럼 생리에 통증이 동반되어 괴로운 상태를 통틀어 '월경 곤란증'이라고 부릅니다. 다시 말해 모두 치료 대상인 셈입니다. '이 정도로 무슨 병원까지 가?'라고 생각해서는 안 됩니다. 자신은 질병이 아니라고 생각하더라도 어쩌면 ②에 해당하는 질환이 발견될지도 모르기 때문입니다. 미래의 임신 가능성을 빼앗는 질환일 수도 있겠지요. 산부인과 의사들은 모든 대처 방법을 잘 알고 있습니다. 그러니 너무 부담 갖지 말고 늦기 전에 산부인과 의사를 찾아가시기 바랍니다. 그것이 여러분이 자신의 몸을 위하는 선택입니다!

진료를 받으러 간다면
산부인과에서는 무엇을 할까?

많은 여성들이 산부인과를 방문한다는 사실 자체에 심리적 부담을 느끼곤 합니다. 하지만 산부인과는 자궁에 관한 고민을 부담없이 털어낼 수 있는 장소입니다. 보통 산부인과 검사는 현재 생리 여부에 따라 실시할 수 있는 검사(생리혈의 상태 등)와 그렇지 않은 검사(분비물 상태 등)가 있습니다. 그러나 처음 산부인과를 방문할 때는 자신에게 필요한 검사가 무엇인지 모르기 때문에 진료를 받아야겠다는 생각이 들면 지체 없이 방문해야 합니다.

산부인과의 검사 · 진료에서 이루어지는 것

· 문진

진료를 보기 전 문진표를 작성합니다. 문진표에는 초경을 시작한 시기, 마지막 생리일, 지금까지의 임신 · 출산 횟수 등을 직접 기입합니다. 의사는 문진표를 바탕으로 어떤 증상에 대해 상담을 받고자 하는지 묻습니다.

· 내진 및 초음파 검사

내진대 위에서 분비물의 상태나 염증의 여부를 확인합니다. 또한 초음파 진단 장치를 사용해 자궁이나 난소 등에 이상이 없는지 살펴봄니다. 이때 프로브라고 불리는 막대기 모양의 기구를 질 내에 삽입하는데, 아직 성관계 경험이 없거나 거부감을 느낀다면 항문이나 배 위에서 살펴보는 방법도 있으므로 의사와 상담하는 것이 좋습니다.

· 소변 검사 · 혈액 검사

문진 및 내진, 초음파 검사 소견에 따라 추가됩니다. 소변 검사에서는 임신 여부와 신장, 방광 등의 질환의 징후를 알 수 있습니다. 혈액 검사로는 호르몬 수치와 빈혈의 유무, 염증 반응 등을 확인합니다.

산부인과에서 자주 하는 검사

문진표를 작성한 뒤에는
주로 다음과 같은 검사를 실시한다.

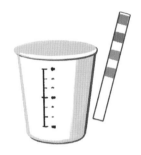

소변 검사

병원에서 컵을 주면 화장실에서
소변을 채취한다.

혈액 검사

검사의 종류와 수에 따라
채혈하는 양이 다르다.

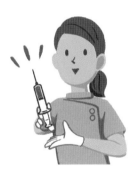

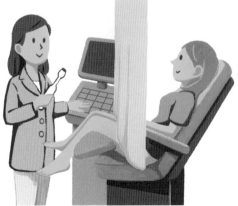

내진

내진은 분비물이나 질 내부를 확인할
수 있다. 경질 초음파 검사는 속옷을
벗고 내진대에 앉은 상태에서 이루어
진다. 내진대는 양쪽 다리를 걸치는 형
태로, 자동으로 높이가 올라간다. 또한
커튼을 열어달라고 요청할 수 있다.

2

P M S, 어 떻 게

다 스 려 야 할 까 ?

생리 보다 PMS가 괴롭다고 말하는 여성들이
상당히 많은 것 같습니다.
짜증, 두통, 붓기, 폭발하는 식욕…
이런 증상이 PMS 때문이라는 것은 알지만,
스스로 억제하기 힘들어 일상생활에 지장을 주거나
자기혐오에 시달리기도 합니다.
이번 Chapter2에서는 PMS를 '잘 다스리는'
방법을 사치코 선생님에게 물어봤습니다.

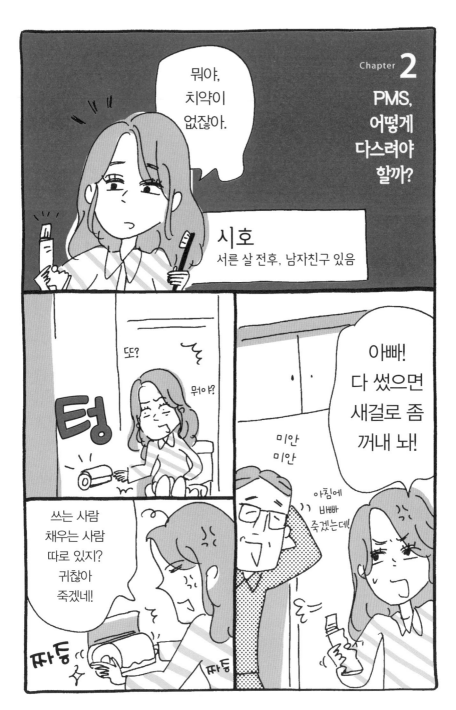

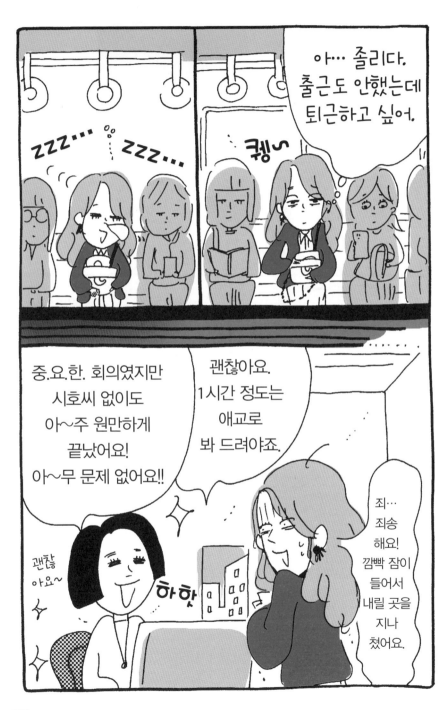

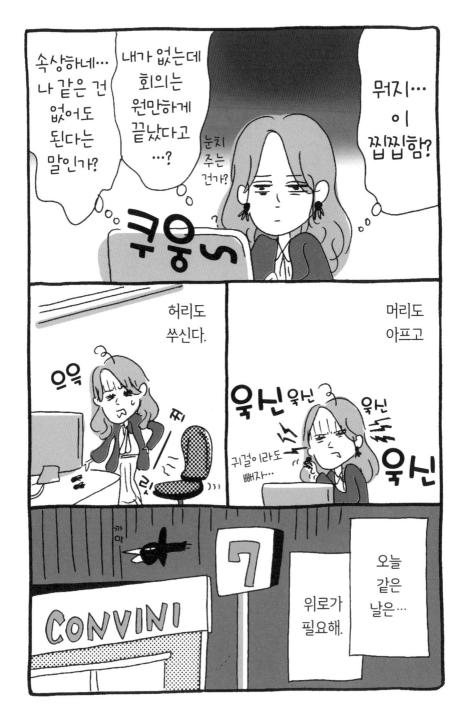

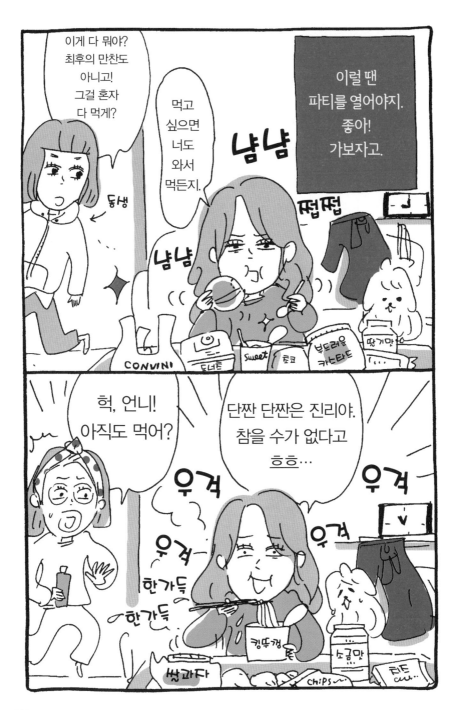

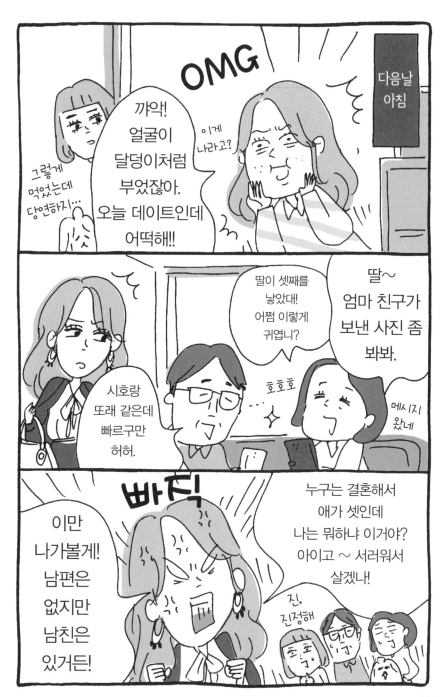

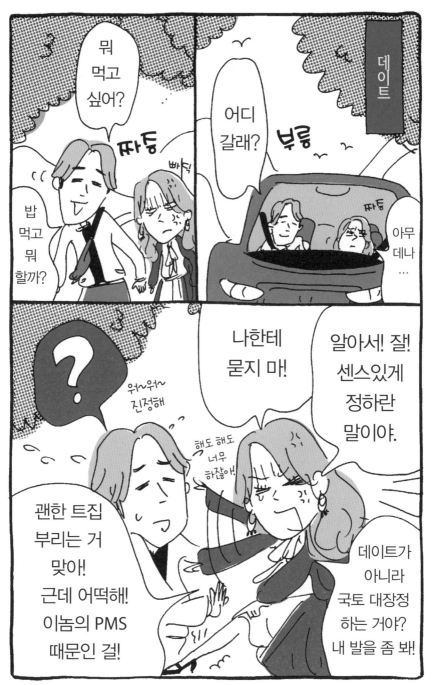

생리와 감정 조절의 어려움
PMS는 왜 생길까?

'PMS(월경 전 증후군)'라는 말을 알고 있나요?

요즘 진료를 하다 보면 자신의 상태가 PMS인 것 같다고 말하는 환자를 자주 보게 됩니다. 그만큼 PMS가 알려진 것일까요?

PMS의 대표적인 증상은 생리 전 감정 조절이 어렵다는 것입니다. 특별한 이유 없이 쉽게 짜증과 화를 내는 경우도 있고 우울감을 호소하기도 합니다. 신체적 증상으로는 가슴 팽창이나 두통, 부종이 나타나기도 합니다. 증상을 호소하는 환자 중에는 남편이 먼저 PMS 증상을 인지하고 아내에게 권유해서 병원을 찾은 경우도 있었습니다. 이런 이야기를 들으면 PMS가 성별을 막론하고 꽤 알려진 것 같습니다.

PMS의 원인으로 여러 가지가 거론되지만 흔히 호르몬 변화로 인한 신경 전달 물질의 이상을 원인으로 보고 있습니다. 보통 생리 시작 3~10일 전 사이에 증상이 나타나고 생리가 시작되면 빠르게 완화되는 것이 특징인데, '생리 주기와 관계가 있다'는 사실을 알아차리는 것이 포인트입니다.

왜냐하면 PMS 증상으로 고민을 하면서도, 생리와 연관이 있다는 사실을 알지 못한 채 정신건강의학과 등을 찾아가는 경우가 생각보다 많기 때문입니다.

경구 피임약으로 PMS 증상을 극복할 수 있다!

경구 피임약은 복용 즉시 효과가 나타나기 때문에 대부분의 경우 다음 생리 주기부터 호르몬 분비가 일정하게 유지됩니다. 감정 조절의 어려움이 생리 주기와 관계 있다는 사실을 인식하고 산부인과 상담을 받기만 해도 피임약을 처방 받을 수 있습니다. 피임약을 복용하면 증상도 개선되고 생리가 편해지는 일석이조의 효과를 얻을 수 있습니다.

한편 PMDD(월경 전 불쾌 장애)라고 해서 PMS와 유사한 증상을 보이는 경우도 있습니다. 그러나 PMDD는 PMS와 다르게 우울 장애에 속하는 정신과 질환입니다. 모든 일에 흥미가 생기지 않고 무기력과 심한 우울을 느끼며 일상생활에도 지장을 주기 때문입니다. 이런 경우에는 산부인과 진료만으로는 증상 조절이 어렵기 때문에 정신건강의학과 상담을 권유합니다.

젊을수록 PMS로 힘들다?
PMS도 치료할 수 있다!

PMS의 증상을 호소하는 연령대는 주로 30대입니다.

하지만 '40대 이후에도 갱년기인지 PMS인지 판단하기 어렵다'는 내용의 관련 서적이 있는가 하면, PMS 증상인 것 같다며 진료를 받으러 오는 고등학생도 있습니다. 따라서 생리를 하고 있는 여성이라면 연령대와 상관없이 나타날 수 있습니다.

PMS의 증상은 화를 잘 냄, 우울함, 가슴 팽창, 두통, 부종 등 임신 중 느끼는 증상들과 공통된 것이 많습니다. 이밖에도 '식욕을 억제하기 어렵다', '몸이 나른해 일에 집중하기 힘들다'며 권태감을 호소하는 사람도 있습니다. 그중에는 사소한 일을 가지고 주변에 짜증을 부려서 인간관계에 영향을 미치기도 합니다. 나중에는 '왜 그런 일로 짜증을 부렸을까' 하고 자책감에 시달리기도 합니다. 하지만 자신을 탓할 필요는 없습니다. 앞서 언급한 것처럼 PMS는 얼마든지 치료할 수 있습니다.

PMS에 휘둘리지 말자

만약 경구 피임약이 아닌 해결책을 원한다면 한약을 처방받는 방법도 있습니다. 특히 가미소요산(加味逍遙散)은 불안이나 짜증 등의 정신적 증상을 완화해 주는 효과가 있다고 알려져 있습니다. 다만, 효과가 나타나기까지는 시간이 걸리기 때문에 3개월 정도는 상태를 지켜볼 필요가 있습니다.

그 밖에 일상생활에서는 충분한 수면을 취하거나 여유 있는 시간을 갖는 등, 스트레스가 쌓이지 않도록 노력하는 것도 중요합니다. 짜증이 자주 나고 식욕이 폭발한다면, 평상시 영양이 부족한 상태일지도 모릅니다. 이런 경우에는 골고루 영양을 갖춘 식사를 꾸준히 하시기 바랍니다.

하지만 산부인과 의사로서 가장 추천하는 해결책은 효과가 빠르고 금세 증상을 완화해 주는 경구 피임약 복용입니다. 특히 자신의 짜증으로 인해 주변 인간관계에 지장을 줄 것 같은 상황에 직면해 있다면 가장 적합한 선택지라고 생각합니다.

PMS의 불쾌한 증상에서 해방되어 자신답게 지낼 수 있는 쾌적한 일상을 꼭 되찾으셨으면 좋겠습니다.

피임과 임신 중절 수술

주변에 물어보기 어려운

아직은 임신을 원하지 않는다고요?

그렇다면 제대로 된 방법으로 피임을 하고 있나요?

이 책을 읽고 있는 독자들 중에는 학교나 가정에서

피임에 대한 올바른 지식이나 정보를

얻지 못한 경우가 많을 것이라 생각됩니다.

아직 콘돔 이외의 피임 방법에 대해 알고 있는

여성은 많지 않은 것 같습니다.

그러나 피임을 남성에게만

맡겨서는 자기 몸을 지킬 수 없지요.

Chapter3에서는 콘돔 이외의 피임법과

각각의 장단점에 대해 알아보겠습니다.

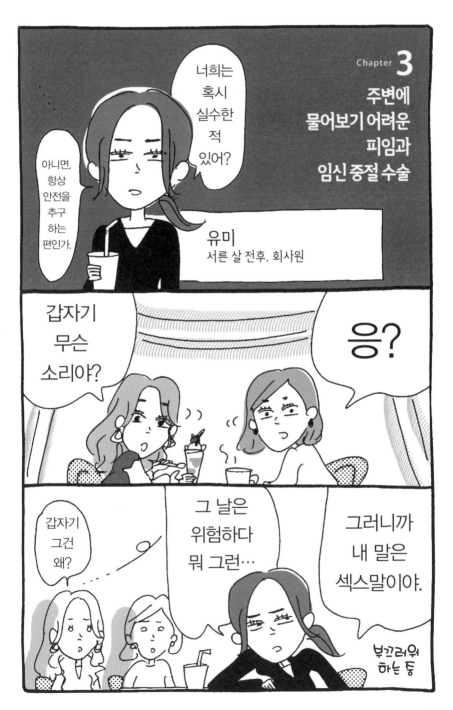

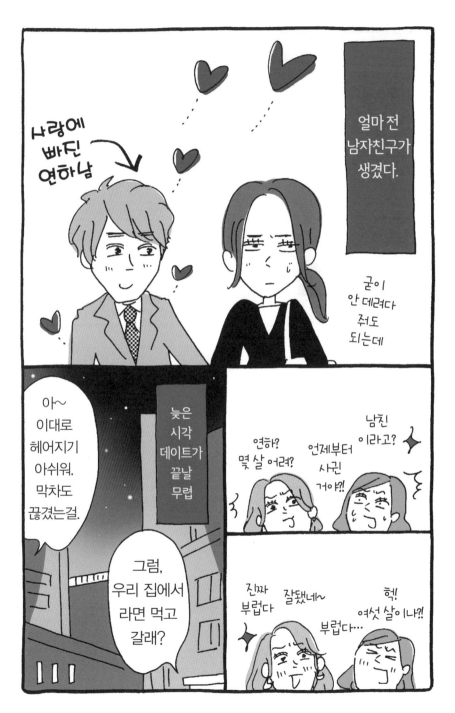

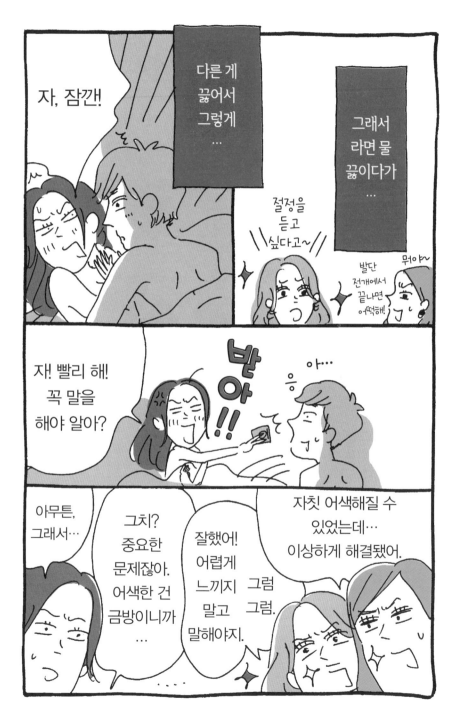

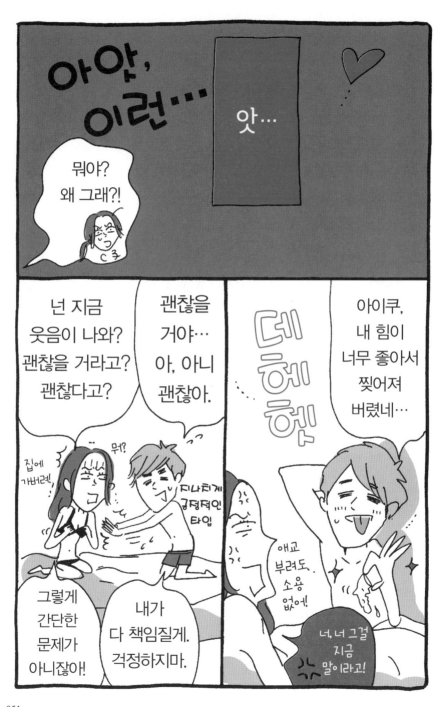

051

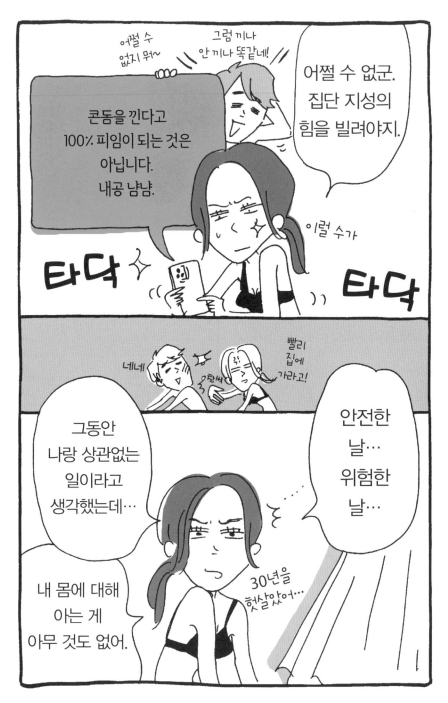

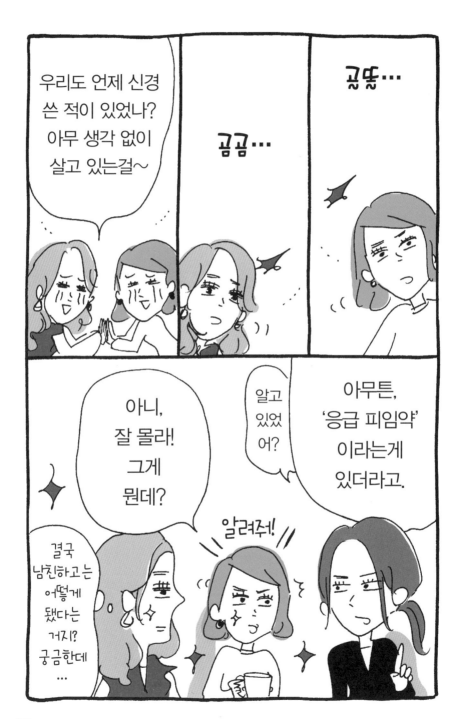

콘돔 : 실패율이 높은 피임법

피임이라고 하면 가장 먼저 생각나는 것은 무엇인가요? 아마 콘돔을 떠올리지 않을까요? 다양한 피임 방법이 있지만, 그중에서도 콘돔이 통계적으로 사용률이 가장 높습니다.

그런데 콘돔이 실패율이 상당히 높은 피임법이라는 사실을 알고 있나요? 55쪽의 표는 응급 피임약을 복용한 여성들을 대상으로 통계를 낸 것입니다. 놀랍게도 1위, 3위, 5위 모두 콘돔이 원인입니다. 콘돔으로 인한 피임 실패률은 59.5%로 전체의 약 60%를 차지합니다. 다시말해 결코 적지 않은 여성들이 경험했고, 경험할 수 있는 일이라는 것입니다.

많은 여성이 성관계를 통해 상대와 깊은 사랑을 나누며 행복한 시간을 갖길 원할 것입니다. 그러나 콘돔에만 의존하다 피임에 실패하면 눈앞이 캄캄해져서 응급 피임약을 처방해 줄 병원을 찾으러 다녀야 하고, 다음 생리까지 불안에 떨어야 하지요.

피임의 실패 원인 순위

응급 피임약을 처방받기 위해 내원한 여성 822명을 대상으로 약이 필요한 이유를 조사해 통계로 냈다.
콘돔을 사용했는데도 실패했다는 사람이 무려 전체의 60%를 차지했다.

1위	**콘돔이 찢어짐**	(37. 6%)
2위	**피임을 하지 않음**	(19. 8%)
3위	**콘돔이 벗겨짐**	(15. 8%)
4위	**질외 사정**	(14. 6%)
5위	**콘돔의 질내 잔류**	(6. 4%)

출처: 2000년 4월~2010년 3월 말 일반사단법인 일본가족계획협회 발표 〈응급 피임약 처방의 원인 조사〉

콘돔은 남성 주체의 피임법

콘돔을 피임법으로 이용하려면 남성의 협조가 있어야 합니다. 여성이 말을 꺼내지 않아도 알아서 착용하는 남성이라면 그나마 괜찮습니다. 하지만 "별로 느껴지지 않는다."는 핑계를 대거나 "직전에 뺄 테니 괜찮다."는 등의 궤변으로 콘돔 착용을 피하는 남성도 존재합니다. 여성도 남자친구를 좋아하는 마음 때문에 강하게 말하지 못하고 결국 자신의 몸을 후순위에 두게 되지요. 혹시 여러분도 비슷한 상황을 겪은 적이 있나요? 그렇다면 남자친구의 피임법에만 의지할 것이 아니라 주체적으로 자신을 보호할 수 있는 방법을 생각해 보면 어떨까요.

출처: 2001~2010년 일본 가족계획협회 발표 〈응급 피임약 처방의 원인 조사〉

피임법, 제대로 알고 고르자

콘돔은 다른 피임법에 비해서 대중적이고 편리합니다. 하지만 콘돔 이외에도 선택할 수 있는 피임법의 종류는 다양합니다.

지금부터 대표적인 피임법을 소개하겠습니다. 이중에서 자신과 맞는 방법을 알아두면 어떨까요.

● 경구 피임약(저용량 경구 피임약/OC)

일반적으로 1일 1회, 호르몬이 함유된 알약을 복용합니다. 해외에서는 일찍이 1970년대부터 사용해 왔기 때문에 안전성이 보장되고 높은 효과를 기대할 수 있는 것이 장점입니다. 과거의 경구 피임약은 호르몬 함량이 많아서 복용 시 메스꺼움과 같은 부작용이 있었지만, 현재는 감소해 효과는 유지하면서 부작용은 거의 없는 수준입니다.

● 자궁 내 장치(IUD)/자궁 내 시스템(IUS)

자궁 내에 기구를 장착해 수정란의 착상을 방해하는 것으로, 산부인과 의사가 직접 시술 합니다. 두 장치 모두 경구 피임약에 버금가는 높은 피임 효과를 얻을 수 있습니다. 다만 IUS와 달리 IUD는 생리량 경감에는 도움이 되지 않습니다.

● 자연 피임법

가임기를 피해 성관계를 하는 것도 피임법이 될 수 있습니다. 가임기를 알기 위해서는 기초 체온을 측정해 기록하면 됩니다. 체온이 다음 생리 시작일 14일 전쯤 떨어졌다가 다음날부터 0.3~0.6℃ 정도 오르는 날이 있는데, 이 시기가 배란일에 해당합니다. 난자는 수정되지 않으면 약 24시간, 정자는 약 72시간 밖에 살 수 없기 때문에 보통 배란일 전후 3일이 임신 가능성이 가장 높습니다. 이 시기가 지나면 더 이상 다음 생리까지는 임신이 되지 않습니다. 즉, 배란이 끝난 뒤부터 다음 생리가 올 때까지의 기간에만 섹스를 하는 방법입니다. 하지만 배란일을 정확하게 예상하지 않으면 실패할 확률이 높기 때문에 이 방법만으로 피임을 시도하는 것은 추천하지 않습니다.

이밖에도 수술을 하는 방법이 있습니다. 여성은 나팔관을 남성은 정관을 묶거나 절단하는 것으로 영구적인 효과가 있지만, 복원이 어렵거나 불가능합니다. 그렇기 때문에 추후 아이를 낳을 가능성이 있는 젊은 사람에게는 추천하지 않습니다.

현재 사용할 수 있는 피임법을 목록으로 만들었습니다.
피임법마다 장단점과 효과는 각각 다릅니다.

	자연 피임법	수술적 방법	응급 피임약
	남성 · 여성	남성 · 여성	여성
	낮음	높음	성관계 후 72시간 이내 복용시 비교적 높음
	약이나 기구를 사용하지 않음	한번 수술을 받으면 평생 피임이 가능함	긴급한 경우에는 일단 안심할 수 있음(매번 사용하는 것은 아님)
	정확한 배란일 예측은 불가능하기 때문에 피임 효과 역시 예측하기 어려움	수술에 의한 위험이 있음	경구 피임약에 비해 비쌈. 일상적으로 사용하는 방법은 아니며, 구하기 어려운 경우도 있음
	가능	불가능	가능

콘돔 이외의 선택지, 알고 있나요?
접근하기 쉬운 피임법 리스트

피임법의 종류	콘돔	경구 피임약	자궁내 장치(IUD) 자궁내 시스템(IUS)
대상	남성	여성	여성
피임 효과	높음 (올바르게 장착하면)	높음	높음
장점	구하기 쉽고 간편하게 사용할 수 있으며, 성매개감염병을 예방할 수 있음	올바르게 복용하면 거의 확실한 피임 가능. 생리가 가벼워지고 생리 주기를 조정할 수 있음	한번 장착하면 2~5년간 피임 효과가 있고 상대적으로 비용이 적게 드는 편. IUS의 경우는 생리가 가벼워짐
단점	찢어지거나 벗겨져 정액이 샐 수 있음	혈전증 등 약간의 부작용이 있을 가능성. 복용 후 1~2주 동안은 가벼운 메스꺼움과 부정 출혈이 있음	자연 탈락이 일어날 가능성. 출산을 경험하지 않은 여성은 장치 삽입 시 약간의 통증을 느낄 수 있음
임신 가능 여부	가능 (사용하지 않으면)	가능 (복약을 중단하면)	가능 (기구를 제거하면)

내 몸은 내가 지키자!
여성 주체의 피임법

앞 장에서 소개한 피임법 가운데, 추후 임신 및 출산 가능성이 있는 20~30대 여성이라면 경구 피임약과 콘돔을 병용하는 것을 추천합니다.

피임약은 규칙적으로 복용만 잘한다면 100%에 가까운 확률로 피임을 할 수 있는 데다, 생리와 PMS까지 완화되는 효과를 볼 수 있습니다. 또한 콘돔은 성매개감염병을 예방할 수 있다는 장점이 있습니다. 피임약과 콘돔은 원치 않는 임신과 성매개감염병으로부터 자신의 몸을 지키는 데 큰 역할을 합니다.

한번 장착하면 최장 5년간 피임 가능한 타입도 있다

한편, 피임약 이외의 선택지를 원하는 사람에게는 IUD와 IUS를 추천합니다. IUD는 자궁 내 장치, IUS는 자궁 내 시스템의 약칭이며 둘의 형태는 61쪽 그림과 같이 서로 흡사합니다. 크기는 3cm 정도로 자궁 내에 들어가도록 설계되어 있고, 실물을 보면 "이렇게 작은 기구가 임신을 막을 수 있다고?" 하고 놀랄지도 모릅니다.

두 가지 모두 한번 시술을 받으면 2~5년은 피임 효과가 유지됩니다. 둘 중에 먼저 개발된 것은 IUD인데 피임 효과가 그다지 크지 않다는 문제점이 있습니다. 그래서 이를 해결하기 위해 막대 부분에 구리 코일을 감은 구리 IUD를 개발했습니다.

최근 등장한 IUS는 말하자면 구리 부분이 황체 호르몬으로 되어 있다고 이해하면 됩니다.

자궁 내에서 지속적으로 방출되는 황체 호르몬이 피임 효과를 높여줄 뿐만 아니라 생리량을 크게 줄여 줍니다. 시술을 받은 여성 중 약 20%는 생리가 없어졌다는 사실이 보고된 바 있습니다. 이런 이유로 월경 곤란증 치료 목적으로써 건강 보험이 적용됩니다.

최근 주목받고 있는 편리한 피임법
'IUD'와 'IUS'란?

IUD와 IUS는 자궁 내에 장착해 수정란의 착상을 방해하는 장치다.
한번 장착하면 2~5년 동안 피임 효과가 유지된다.

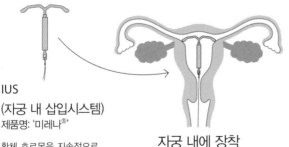

IUS
(자궁 내 삽입시스템)
제품명: '미레나®'

황체 호르몬을 지속적으로 방출하는 구조. 피임 효과가 높을 뿐만 아니라 생리량도 줄어들며, 약 5년 동안 효과가 지속된다.

자궁 내에 장착

의사에게 장착 시술을 받고 다음 생리 후에 상태를 봐서 문제가 없으면 1년 후에 내원해 확인한다. 약 5년 후까지는 그대로 유지하면 된다.

IUD
(자궁 내 장치)
제품명: '노바 T®' 등

'노바 T®'는 구리 IUD로, 구리 이온이 지속적으로 방출되어 높은 피임 효과를 얻을 수 있다. 약 2년 동안 효과가 지속된다.

IUD와 IUS는 출산 경험이 없는 여성의 경우, 기구를 장착할 때 약간의 통증을 느낄 수도 있습니다. 반대로 출산 경험이 있는 여성은 통증을 잘 느끼지 못합니다. 심지어 "어? 벌써 시술이 끝났나요?"라고 물어보기도 합니다. 사실 저도 출산 후에 시술을 받았는데 통증을 전혀 느끼지 못했습니다.

장착 시기는 사전 검사 후에 '생리 시작일부터 1주일 이내' 또는 '10일 이내'와 같이 지정해주므로 생리 예정일을 미리 확인해 두는 편이 좋습니다.

피임약, 구리 IUD, IUS 모두 높은 피임 효과를 기대할 수 있지만, 개인에 따라 편차가 있으므로 어떤 타입이 자신에게 적합할지 알아보는 것이 좋습니다.

※ 자궁 근종이나 자궁 선근증이 있는 경우 등, 자궁의 상태에 따라서 IUD 및 IUS 장착이 불가능한 경우가 있습니다.

아래에 해당하는 사람이라면 피임약, IUD, IUS를 추천

● 피임약

· 출산 경험 여부와 상관없이 가능하다.

· 생리로 인한 하복부통이나 생리량을 줄이고 싶다.

· PMS 증상을 완화하고 싶다.

● IUD(구리) 제품명 '노바T®'

· 출산 경험이 있다.

· 매일 알약을 복용하는 것이 힘들다.

· 황체 호르몬에 의한 부작용(가벼운 메스꺼움 등)을 피하고 싶다.

● IUS 제품명 '미레나®'

· 출산 경험이 있다.

· 매일 알약을 복용하는 것이 힘들다.

· 생리로 인한 하복부통이나 생리량을 줄이고 싶다.

출산 미경험자의 IUD 및 IUS 장착 시 통증에 대해

앞서 IUD와 IUS는 출산 경험이 있는 여성에게 추천한다고 했는데, 출산 경험이 없는 여성도 시술이 가능합니다. 61쪽 그림을 보면 장치가 T자형으로 좌우로 퍼지는 모양이라 통증이 있을 것이라고 여기기 쉽지만, 장착 시에는 T의 팔 부분이 접힌 막대기 모양 상태에서 삽입하기 때문에 걱정할 필요는 없습니다.

'미레나®'는 유럽에서도 널리 사용되고 있습니다. 2019년 제가 스웨덴의 유스클리닉(청소년들이 무료로 성교육과 상담을 받을 수 있는 곳)을 시찰했을 때 '카일리나'라는 이름의 작은 미레나를 알게 되었습니다. 카일리나는 기존의 미레나보다 비교적 크기가 작아 10대 여성들도 부담없이 시술을 받고 있었습니다. 그곳에서 만난 조산사에게 "시술 시 아이들이 통증을 느끼지 않나요?"라고 물었더니, "내원 1시간 전에 진통제를 미리 먹고 오라고 해요"라고 대답했습니다. 또한 미용 시술에 사용되는 미세한 전기 근육 자극 장치를 부착해 환자에게 통증을 '속인다'라고도 했습니다. 그래서 저는 '걱정할 정도로 아프지는 않구나'라고 생각하며 카일리나 시술의 통증은 일시적이고, 삽입 이후에는 아프지 않다는 것을 알게 되었습니다.

출산 경험이 없고 피임과 생리통 완화를 위해 미레나를 장착하고 싶지만, 통증 때문에 불안하다면 포기하지 말고 한번 상담을 받아 보시기 바랍니다.

'콘돔에 의존하는 피임'에서 벗어나자

피임은 방법에 따라 주체가 남성이 될 수도 있고 여성이 될 수도 있습니다(58~59쪽의 표 참고). 다만, 앞서 54쪽에서 설명했듯이 남성 주체의 콘돔 피임법은 실패 사례가 상당히 많습니다.

원치않는 임신으로 아기를 낳지 않겠다고 선택한다면 여성은 임신 중절 수술을 하게 됩니다. 피임 실패로 인한 신체적 위험은 모두 여성이 짊어지고 괴로운 경험을 해야 한다는 점을 감안할 때, 여성의 건강을 지키는 산부인과 의사로서 '더 이상 남성에게만 피임을 맡기지 말고 자신의 몸은 스스로 지키자!'라고 당부하고 싶습니다. 특히 파트너에게 콘돔 착용을 요구하는 데 부담을 느끼는 여성이라면 더욱 그렇습니다.

응급 피임약에 대해

피임을 철저히 한다고 해도 만일의 상황은 생기기 마련입니다. 콘돔이 벗겨지거나 찢어지고, 피임약 복용을 잊어버리는 등 SEX를 하면서 뜻하지 않게 당황스러운 일이 발생할 가능성은 언제나 존재합니다. 따라서 자신의 몸을 지키기 위해서는 다양한 피임법과 응급 피임약을 구할 수 있는 곳을 미리 알아 둘 필요가 있습니다.

72시간 이내에 복용하면 약 90%는 임신을 막을 수 있다

'레보노르게스트렐'성분은 성관계 이후 빨리 복용할수록 효과가 높다고 알려져 있습니다. 72시간 이내에 복용하면 90% 정도의 확률로 임신을 막을 수 있습니다. 흔히 응급 피임약은 '모닝 애프터 필'혹은 짧게 '모닝 필'이라고 불립니다. '레보노르게스트렐'이라는 이름은 아무래도 길고 어렵기 때문이지요.

어떤 성분의 약을 복용해야 하는지 알았다면, 이제 이 약을 처방해 주는 병원을 알아 둬야 합니다. 이왕이면 주말에도 진료를 하고 가까운 곳에 있는 병원을 찾아 둡시다.

2001년 출시된 '레보노르게스트렐' 성분의 '노레보정'은 건강 보험이 적용되지 않아 자비로 부담해야 합니다. 가격은 대략 1만 8천 원에서 2만 원 정도입니다. 2006년부터는 후발 제약회사가 포스티노정(같은 약효 성분이며 가격이 저렴함)을 출시했기 때문에 이 약을 취급하는 곳에서는 상대적으로 더 저렴하게 구할 수 있습니다.

2020년부터 코로나바이러스감염증-19(COVID-19)의 영향으로 비대면 진료가 확대되면서 응급 피임약도 한시적으로 비대면 처방을 받을 수 있게 되었습니다. 진료 후 처방전은 약국으로 발송되고 조제된 약은 입력된 주소지로 보내집니다. 만약 약국이 가까운 곳에 있다면 직접 방문해 약을 수령받을 수 있습니다. 불안하고 초조한 마음이 커지기 전에, 비대면 진료 방법과 응급 피임약 처방 및 수령이 가능한 병원과 약국을 찾아 둡시다.

피임약을 약국에서도 구입할 수 있는 나라도 있다

2019년 스웨덴에 시찰을 갔을 때 응급 피임약은 "성관계 후 72시간 이내입니까?"라는 약사의 간단한 문진만으로 아주 쉽게 구입할 수 있었습니다. 약의 가격도 3만 원 내외로, 구하기 쉽고 금전적 장벽이 낮기 때문에 '임신 가능성으로 불안과 초조함을 느끼는 여성에게는 한 줄기의 빛처럼 느껴지지 않을까?'하는 생각이 들었습니다.

하지만 아쉽게도 일본을 포함한 몇몇 나라들은 의사의 처방 없이 약국에서 응급 피임약을 구매하는 날이 금방 오지 않을 것 같습니다. 과거 생리 등의 정보를 고려한 복용 필요성의 정확한 판단, 성폭력이나 성관계 강요로 인한 임신일 때 적절한 개입, 의사가 처방 단계까지 관여하는 것의 장단점에 대한 논의가 아직 이루어지지 않았기 때문입니다.

다만, 아직도 산부인과 진료 자체에 거부감을 느끼는 여성들이 있습니다. 특히 미성년자거나 젊은 여성들은 더욱 그렇습니다. 또는 급하게 피임약이 필요하지만 지방에 거주해서 주말 진료가 가능한 의료기관이 없거나 경제적으로 힘들 수도 있겠지요. 여성들이 처한 상황은 저마다 다르기 때문에 약국에서 응급 피임약을 바로 구매할 수 있게 하는 것이 우선이라고 생각합니다. 빠른 시일 내에 논의가 이루어지길 바라고 있습니다.

게다가 55쪽의 통계로 알 수 있다시피 실제 응급 피임약을 필요로 하는 여성은 대부분 콘돔을 사용했지만 실패한 경우입니다. 즉 아무 생각 없이 섹스를 한 것이 아니라, 피임을 했음에도 뜻밖의 상황으로 인해 불안의 소용돌이 속으로 빠지게 되어 도움을 요청하는 것이지요. 상황이 이렇다면 한시라도 빨리 약국에서 피임약을 판매해야 되지 않나 싶습니다.

응급 피임약 정보를 얻을 수 있는

유용한 앱과 사이트

콘돔 사용에 실패했거나 피임약 복용을 잊어버렸나요?
응급 피임약을 구할 수 있는 의료기관을 알고 싶나요?
그럴 때를 대비해 아래의 앱과 사이트를 알아 둡시다.

● **여성을 위한 헬스케어 닥터 벨라**

여성을 위한 비대면 진료 앱. 병원 방문이 어려운 여성들을 위한 앱으로 간편하게 진료 받을 수 있습니다. 산부인과 진료뿐만 아니라 여성 질환 전반에 대해 상담 받을 수 있습니다.

● **피임 생리 연구회 (대한산부인과의사회 여성건강정보사이트)**
 https://www.wisewoman.co.kr/piim365/sub_0102.html

산부인과 의사뿐만 아니라 전문의료 기관과의 협력을 통해 도움을 원하는 여성들에게 정확한 지식과 근거 있는 답변을 직접 제공하고, 여성들이 적절한 산부인과 진료를 받을 수 있도록 돕는 통로의 역할을 합니다.

확실히 알아 두자

임신 중절 수술이란?

피임에 실패하고 응급 피임약도 복용하지 하지 못한 채, 임신에 이른 경우에 대해서도 살펴보겠습니다.

임신 반응은 임신 가능성이 있는 성관계를 하고 나서 3주 이후부터 임신 테스트기로 확인할 수 있습니다. 대부분의 경우 테스트기에서 양성 반응이 나오면 진료를 받습니다.

여기서 알아 둬야 할 것은 양성 반응이 나왔다고 해서 무조건 정상 임신은 아니라는 사실입니다. 임신 테스트기는 임신 직후 태반에서 분비되는 hCG 호르몬(사람 융모성 성선자극 호르몬)이 소변으로 배출되는지를 검출해 주는 것에 불과하기 때문에, 자궁 내에 제대로 착상했는지는 산부인과에서 진료를 받아야 확인할 수 있습니다. 그중에 임신 반응은 나왔지만, 자궁 외 임신(Ectopic pregnancy)이나 포상기태(Hydatidiform mole)에 해당하는 경우도 있습니다. 이런 경우에 그대로 방치하면 큰 출혈을 일으키거나 암이 될 가능성이 있어서 빠른 처치가 필요합니다. 출산 결정을 내리지 못한 경우라도 병원에 가지 않고 시간을 끄는 것은 피해야 합니다. 그러니 임신 테스트기에서 양성이 나온다면 산부인과에서 진료를 받으시기 바랍니다.

진료 결과 임신이 확인되었다면

진료를 받은 후 임신이 확인되면 출산과 임신 중절 수술 중에서 결정해야 합니다. 이 결정에는 시간 제한이 있습니다. 왜냐하면 임신 중절 수술은 임신 12주(임신 3개월)까지와 13주 부터가 크게 다르기 때문입니다

임신 12주까지의 임신 중절 수술은 전신 마취를 하고 자궁 내용물을 흡입술이나 소파술로 긁어냅니다. 환자가 잠든 사이에 약 10분 정도면 끝나기 때문에 정신적으로도 부담이 적습니다. 반면에 임신 13주부터는 이런 형태의 수술이 불가능합니다. 이때부터는 진통 촉진제를 투여해서 인공적으로 진통을 일으켜 분만과 같은 형태를 취합니다. 진통 촉진제를 투여하고 실제 분만까지 하루 만에 끝날 수도 있지만, 소요 시간이 3일 정도 걸릴 때도 있습니다. 임신 12주까지의 수술과 비교하면 소요 시간도 길고 통증도 있기 때문에, 되도록 12주 이전에 수술을 받을 수 있게 빠른 결정을 내리는 편이 좋습니다.

한편, 임신 중절 수술을 받으면 더 이상 임신이 불가능해지는 것은 아닌지 불안해하는 분들도 간혹 있습니다. 하지만 한두 번의 임신 중절 수술 때문에 임신을 못하게 되지는 않으므로 걱정하지 않아도 됩니다. 또한 그 이유로 여건이 되지 않는 상황에서 무리하게 출산할 필요는 없다고 생각합니다.

어쨌든 임신 중절 수술은 22주 전(임신 6개월 중반)까지라는 최종 시한이 존재합니다. 그 시한이 지나면 아기가 자궁 밖에서도 살 수 있는 가능성이 있기 때문에 임신 중절 수술이 불가능하며 출산이라는 선택을 하게 됩니다.

물론 시간적으로 제약이 있는 상태에서 결정하는 것은 몹시 어려운 일입니다. 그렇다고 해도 혼자 고민하지 말고 파트너나 믿을 수 있는 사람과 대화를 나누는 편이 좋습니다. 그래서 훗날 후회하지 않도록 현명한 선택을 하시기 바랍니다.

피임약과 친해지자

여러분은 경구 피임약에 대해 얼마나 알고 있나요?
생리 불순 개선이나 피임을 위한 약이라는 사실은
이미 알고 있을지도 모르겠네요.
이밖에도 피임약은 PMS 개선, 자궁 내막증 등의 치료에도
효과가 있어서 최근에는 '치료약'으로도 검토되고 있습니다.
피임약과 더욱 친해지면 호르몬에 쉽게 영향 받는
여성들의 삶의 질을 훨씬 향상시킬 수 있습니다.

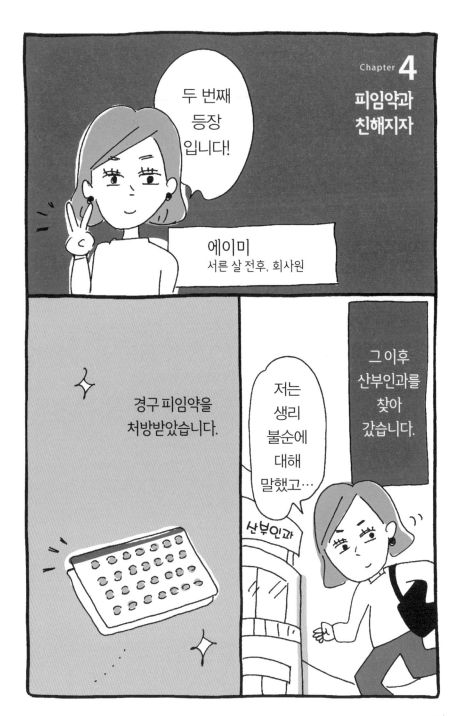

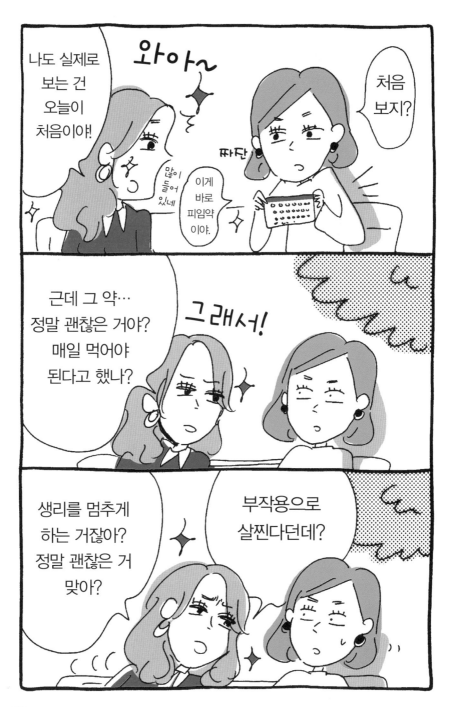

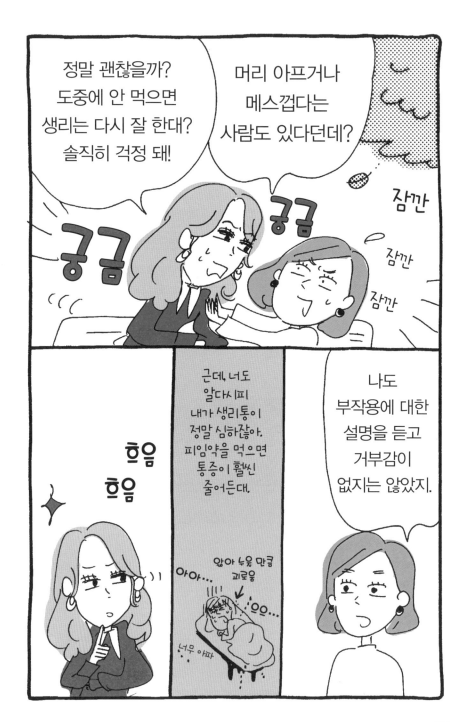

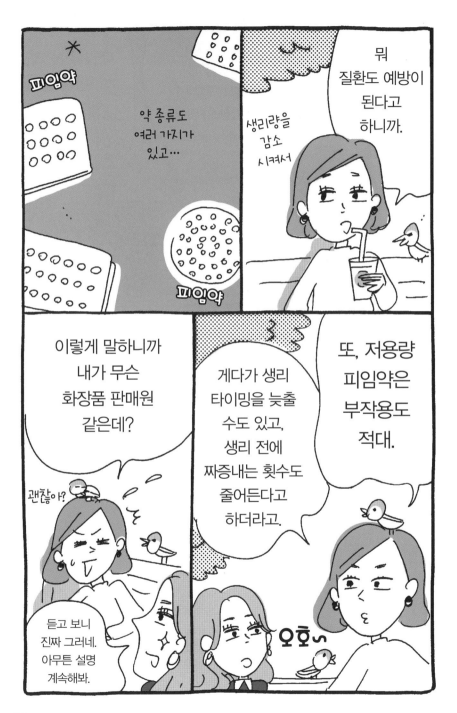

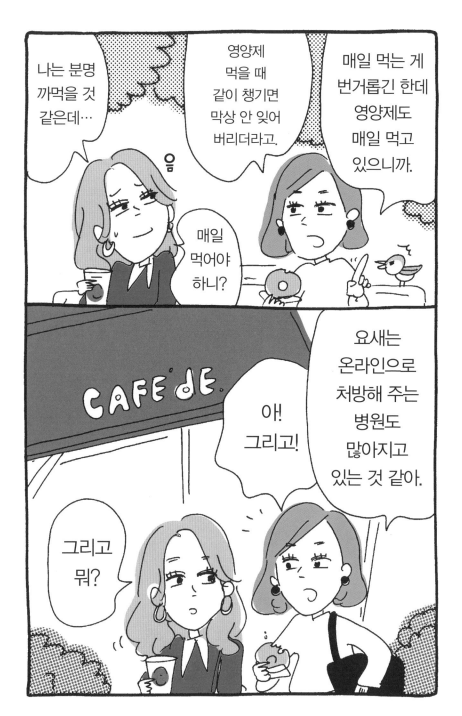

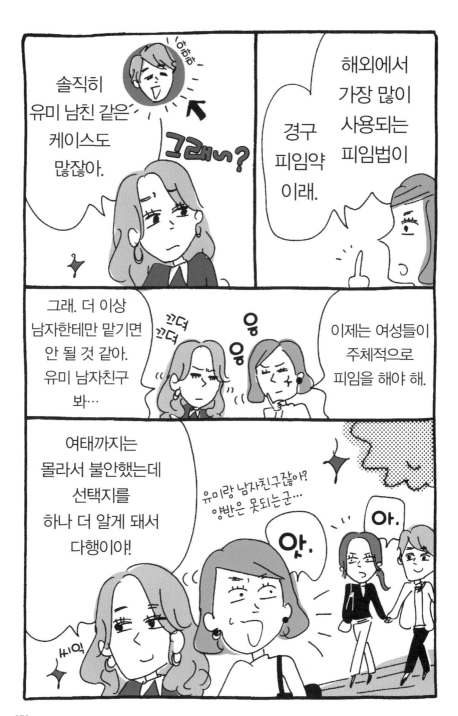

피임약과 친해지자!
피임약의 종류와 선택 방법

지금까지 '피임약'에 대해 살펴봤는데요. 피임약은 경구 피임약(Oral Contraceptives)의 줄임말로, OC라고도 부릅니다. 피임약은 말 그대로 피임을 위해 개발된 약입니다. 피임약에 함유된 에스트로겐과 프로게스틴이라는 호르몬의 작용으로 복용 중에는 배란이 일어나지 않고 자궁 내막도 두꺼워지지 않으며, 자궁경부의 점액이 점성을 증가시켜 정자의 침입을 막습니다. 피임약 복용 후 복합적으로 작용되는 과정을 통해 높은 피임 효과를 얻을 수 있습니다. 만일 임신을 원할 때는 복용을 중단하면 됩니다.

피임약 복용을 추천하는 이유는 피임 효과가 높을 뿐만 아니라, 생리통과 같은 월경 곤란증이나 PMS 증상이 완화된다는 장점이 있기 때문입니다. 생리로 인한 불편함이나 PMS로 인한 감정 기복에 휘둘리지 않고 편안한 일상을 보낼 수 있기 때문에, 안심하고 업무와 공부에 집중할 수 있습니다.

치료용 피임약의 종류와 특징

명칭	특징	복용 방법
2세대 에이리스정	혈전 발생 위험이 낮음 여드름 치료제	1일 1정씩 21일간 연속으로 복용하고, 7일간 휴약
4세대 클래라정	월경 과다증 치료	1일 1정씩 28일 연속으로 복용
4세대 야스민정 야즈정	PMS로 고민하는 사람에게 주로 처방	28일간 연속으로 복용 120일간 연속으로 복용

신호를 놓치지 말자
알아 둬야 할 피임약의 부작용과 대책

피임약은 본래의 목적뿐만 아니라, 치료용으로도 사용할 수 있습니다. 그러나 다른 약과 마찬가지로 부작용 또한 존재합니다.

먼저 알아 둬야 할 부작용은 혈전증의 발생 위험이 조금 높아진다는 것입니다. 혈전증이란 혈전(피가 굳은 덩어리)이 혈관을 막는 현상을 말하는데, 피임약을 복용하는 사람은 복용하지 않는 사람보다 혈전 발생 위험이 근소하게 높아집니다. 하지만 발병 확률에 대해서는 크게 걱정할 필요가 없습니다. 왜냐하면 출산 여성들에게 발생할 수 있는 혈전증 위험보다 대부분 확률이 낮기 때문입니다.

다만 증상을 예고하는 편두통이나 고혈압, 흡연, 가족력이 있는 사람은 다른 사람보다 혈전증 발생 위험이 높기 때문에 만일을 대비해 피임약 복용을 피하는 것이 좋습니다. 혈전증은 자각 증상이 나타나므로 그 신호를 놓치지 않는 것이 중요합니다.

A : abdominal pain = 복통

C : chest pain = 흉통

H : headache = 두통

E : eye disorder = 시야 장애

S : severe leg pain = 심각한 다리 통증

다섯 가지 증상의 머리글자를 합쳐 ACHES(에이크스)라고 부릅니다. 이러한 증상이 나타났다면 몸 어딘가에 작은 혈전이 생겼을 가능성이 있습니다. 혈전이 혈관을 타고 돌아다니다 커져서 뇌혈관을 막으면 뇌경색, 폐혈관을 막으면 폐색전증으로 발전하는데 이런 증상이 있는 경우에는 당일에 디 다이머(D-dimer) 검사를 받을 수 있는 병원으로 즉시 가야 합니다.

이 같은 부작용에 관한 내용을 들으면, 피임약 복용에 대해 불안을 느끼실 수도 있습니다. 하지만 발병 확률이 낮은 위험 때문에 복용을 포기하기에는 피임약의 장점들이 아깝습니다. 피임약은 난소암이나 자궁 내막암의 발생 위험을 낮추는 등의 효과도 가지고 있기 때문입니다. 위험 요소와 장점을 잘 비교해서 현명한 선택을 내리시기 바랍니다.

피임약에 대한 근거 없는 소문

피임약의 보급을 막는다

이처럼 많은 장점이 있음에도 있는 그대로의 자연스러운 것을 선호하는 일본에서는 피임약이 좀처럼 보급되고 있지 않습니다. 『산부인과 진료 가이드라인 부인과 외래 편』에도 피임약이 '피임 효과에 있어서 가장 뛰어난 방법의 하나이며 안전성도 높다'고 되어 있습니다. 그러나 여전히 피임약을 복용하는 여성의 비율은 3~5% 정도인 것으로 추산됩니다. 1999년 사용이 승인되고 20년이 넘은 지금까지 말입니다.

이 같은 배경에는 피임약에 대한 오해와 근거 없는 소문의 확산이 있다고 생각됩니다. 그렇다면, 여기서 피임약의 보급을 막는 대표적인 오해를 알아보겠습니다.

● 피임약을 먹으면 임신이 어려워진다

결코 그런 일은 없습니다. 만약 자궁 내막증 등을 앓고 있는 경우라면, 피임약을 사용하지 않고 그대로 방치해 악화시키는 것이 오히려 임신 가능성을 낮추게 됩니다. 피임약 복용을 중단하면 언제든지 임신할 수 있습니다. 산부인과 의사들은 중단하고 바로 다음 배란 때 바로 임신해도 된다고 설명할 정도입니다.

● 피임약을 먹으면 유방암에 걸린다

과거에 그런 가설이 있었고 많은 연구가 이루어졌습니다. 그 결과 고용량 피임약을 복용하면 유방암 발생 위험이 커지지만, 저용량 피임약은 위험이 커지지 않는다는 결론이 나왔습니다. 오히려 양성 유방 질환이나 난소암, 자궁 내막암의 발생률을 낮춘다고 알려져 있습니다.

● 피임약을 먹으면 살이 찌고 붓는다

과거 1세대의 피임약은 호르몬 함량이 많아서 위와 같은 증상이 발생한 사례가 있습니다. 그러나 지금은 피임약이 4세대에 이른 만큼 계속 발전되고 있고, 현재의 저용량 피임약 복용 시에는 증상이 생기지 않습니다. 특히 4세대 피임약의 경우에 프로게스틴의 이뇨 작용으로 부종이 경감됩니다.

많은 여성 의사들이 피임약의 장점과 부작용을 이해한 상태에서 사용하고 있으며, 생리로 인해 힘들어하지 않고 일에 집중하고 있습니다. 생리에 영향을 받지 않고 자기 일에 몰두하고 싶은 여성, 자신의 능력을 발휘하고 싶은 여성에게 적극적으로 추천합니다.

복용을 계속하기 쉬운 구조!
온라인으로 처방받는 피임약

일본에서 온라인 진료는 만성 질환 등을 대상으로 점차 확대되다가 2020년 코로나바이러스감염증-19를 기점으로 단숨에 상용되고 있습니다. 다른 의약품과 마찬가지로 피임약에 대해서는 온라인 진료와 온라인 처방을 도입하는 시설이 꽤 증가하면서 진료와 복용이 쉬워졌습니다. 일본의 온라인 진료 방식은 일반적으로 먼저 직접 내원해 초진을 보고, 비대면 진료는 재진부터 가능한 경우가 많습니다. 그러나 만약 초진부터 온라인 진료를 희망한다면 가능한 웹사이트가 존재하기도 합니다. 다만 그 사이트에서는 건강 보험이 적용되지 않는 '자유 진료'라는 형식을 통해 진료와 처방을 받을 수 있기 때문에 치료 목적의 피임약(LEP)을 희망하는 경우에도 본인이 전액 부담해야 합니다. 재정적으로 부담이 될 수 있지만 반드시 비싼 가격의 피임약을 희망하지 않는다면, 건강 보험이 적용되지 않는 피임약 중에서 저렴한 것을 처방받을 수도 있습니다.

반면 한국은 2020년부터 2023년 5월까지 코로나바이러스감염증-19를 기점으로 비대면 진료가 한시적으로 허용되었습니다. 현재는 사실상 코로나19 종식 상황에서 비대면 진료를 지속하기 위한 논의가 이어지고 있습니다. 2023년 6월부터 전국의 동네 병·의원급 의료기관에서 재진 환자를 대상으로 한 비대면 진료 시범사업을 시작했습니다. 비대면 진료는 1회 이상의 대면 진료 이후 의사의 판단하에 30일 이내에만 가능합니다. 다만 만성질환자는 예외적으로 1년 이내 대면 진료를 받았다면 30일이 지나도 비대면 진료를 받을 수 있습니다. 이 외에 섬·벽지 환자, 휴일 및 야간의 소아 환자, 거동이 불편한 65세 이상의 노인과 장애인, 감염병 확진자 등 초진이 가능한 대상도 있습니다. 병원급의 경우에는 해당 병원에서 1회 이상 대면 진료를 보고 치료 및 수술 후 지속적인 관리가 필요하다는 의사의 판단이 있어야지만 가능합니다(2023년 10월 기준).

초진이라면 내원해서 진료를 받는 편이 안심된다

저는 생리통이나 PMS로 힘들어하는 여성에게 피임약 복용을 권장하는 편입니다. 그래서 초진 때만큼은 직접 내원해서 진료를 받는 편이 여성이 안심할 수 있는 방법이라고 생각합니다.

이를 통해 피임약을 처방하기 전에 환자의 증상에 대해 자세히 들을 수 있고, 생리통이나 과다 월경 등이 있는 경우에는 중대한 질환 여부를 확인하기 위해 추가 검사를 권할 수 있기 때문입니다. 만약 즉시 대처가 필요한 질환이라면 본격적이고 적절한 치료를 받을 수 있도록 의뢰서를 작성해 다른 병원으로 연결하기도 합니다. 또한 환자의 가족력이나 흡연 같은 생활 습관에 대해서도 문진하고 이와 관련된 위험이 있다면 처방하지 않겠다는 판단 또한 내려야 합니다. 비대면으로 하는 온라인 진료가 의사와 환자 모두에게 편리한 방식이겠지만 환자의 몸을 지키는 데 필요한 단계를 생략해서는 안 된다고 생각합니다.

간편하게 처방받을 수 있다!

일반적인 저용량 피임약의 온라인 처방 흐름

복용 시 부작용이나 다른 증상이 있다면 진료가 필요하다.
따라서 처음에는 병원에서 진료를 받는 편이 안심되고 좋다.
두 번째부터는 온라인 진료도 상관 없다.

① 처음에는 외래로 진료를 받는다

︾

② 약국에서 피임약을 받고 복용을 시작한다

︾

③ 약이 떨어질 무렵 앱이나 홈페이지에서 온라인 진료

︽ ︾

④ 집에서 피임약을 수령한다

온라인 처방의 대상에서 제외되는 경우(예)

- 피임약 종류의 변경을 원하는 경우
- 부인과 검진이나 혈액 검사가 필요한 경우
- 스마트폰 등으로 앱 등록이나 온라인 진료를 할 수 없는 경우
- 신용카드 결제가 안 되는 경우

주의가 필요한 여성 질환

30대는 피부의 노화를 체감하는 시기입니다.

어쩌면 피부뿐만 아니라 몸도

그런 시기에 접어들었을지도 모릅니다.

대표적으로 자궁 내막증은 생리가 있는 여성의 10명 중 1명은

가지고 있다고 알려져 있습니다.

그 밖에도 자궁 근종이나 자궁 경부암, 유방암 등

30대 여성이라면 여성 질환에 주의를 기울여야 합니다.

특히, 나중에 아기를 낳고 싶은 여성이라면

임신 · 출산에 미치는 영향이 신경 쓰일 수밖에 없습니다.

자궁 내막증 하나만 보더라도 치료법은 다양합니다.

그럼, 먼저 위에서 언급한 질환에 대해 알아보도록 합시다.

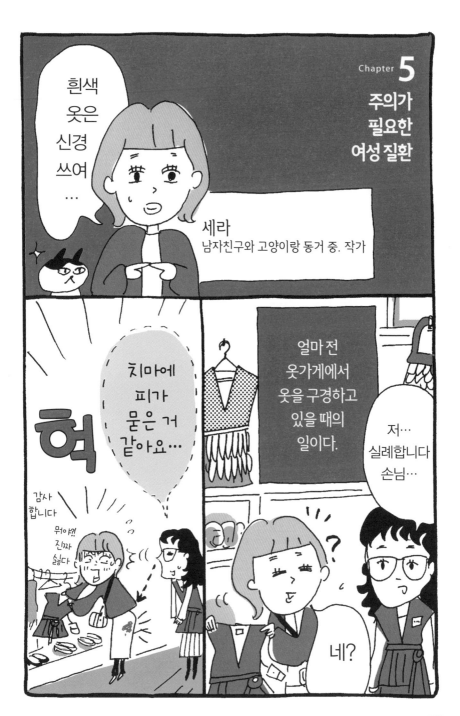

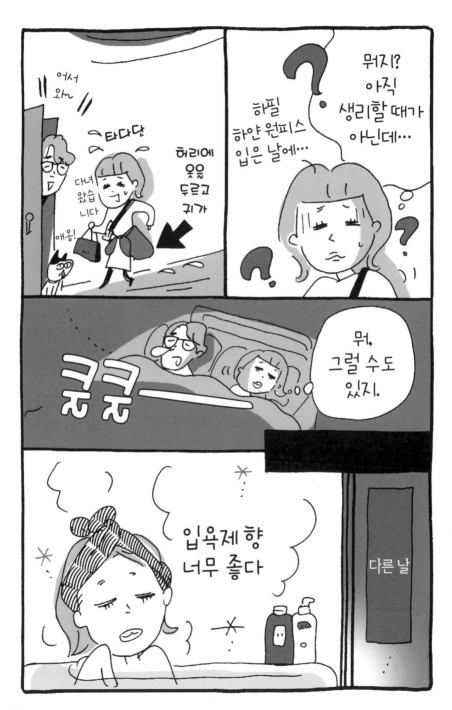

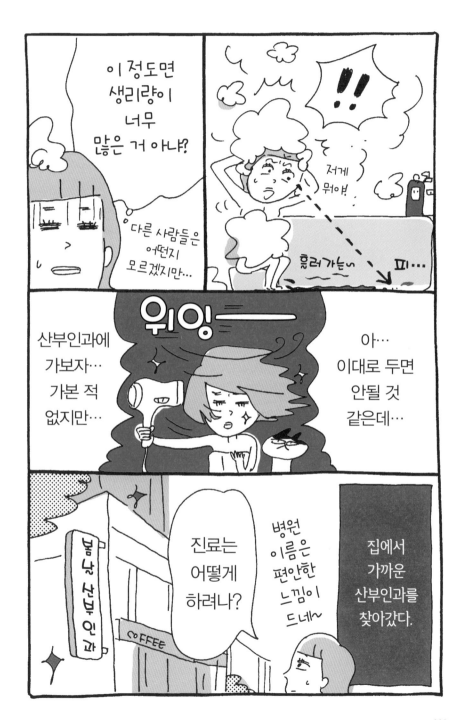

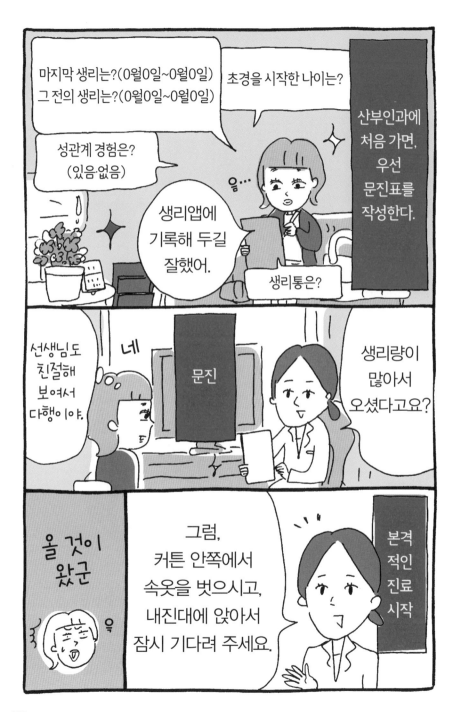

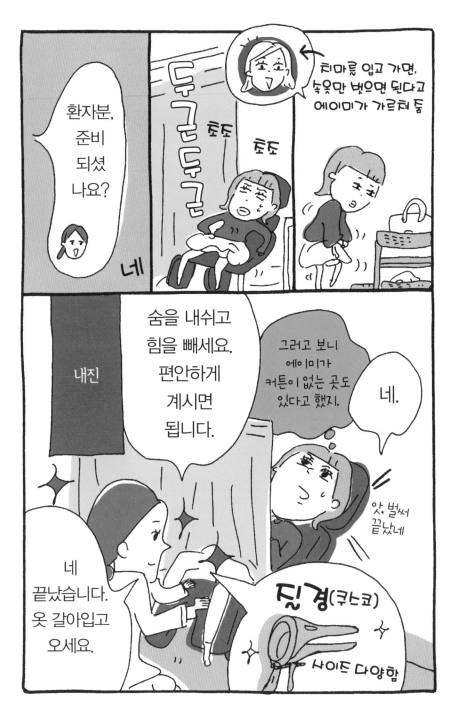

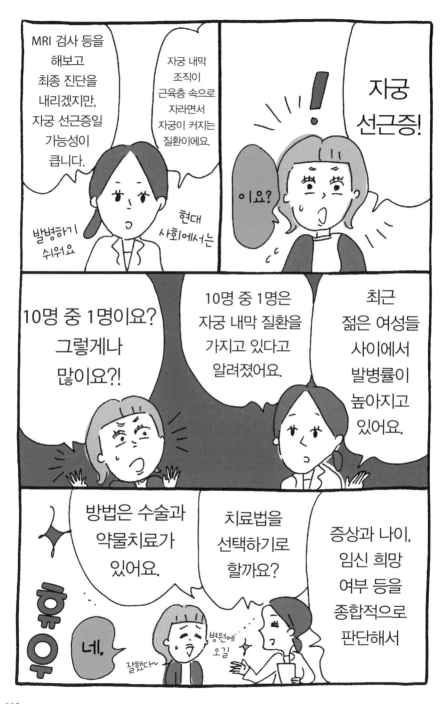

자궁 근종

자궁 근종은 자궁에 생기는 양성 종양입니다. 양성은 암이 아니라는 뜻으로, 다른 장기로 전이되지 않고 자궁에서만 증식합니다. 임신 및 출산 연령대 여성의 약 20~30%가 자궁 근종을 가지고 있을만큼 비교적 흔한 질환입니다. 주로 30대 이상에서 많이 발견되지만, 20대 여성 중에서 1cm 정도의 작은 종양을 여러 개 가진 경우도 있습니다. 대부분 증상이 없고 바로 치료가 필요하지 않지만, 방치한다면 종양의 크기는 점점 커집니다.

종양이 커지면 생리량이 늘어나는 과다 월경, 그에 따른 빈혈과 생리통(월경 곤란증), 난임과 같은 대표적인 증상이 나타납니다. 증세가 심하면 큰 출혈을 일으켜 빈혈에 걸리는 경우도 있습니다. 그러므로 양성이라고 해서 가볍게 여겨서는 안 됩니다. 안타깝게도 현재로서는 효과적인 예방법이나 성장을 멈출 방법이 없습니다. 다만 한 가지 분명한 것은 종양의 성장이 에스트로겐과 관련 있다는 사실입니다. 그래서 완경(폐경)으로 들어서면 종양의 크기도 자연스럽게 작아지게 됩니다.

임신·출산에 미치는 영향

자궁 근종은 크기나 증상에 따라 다르지만, 본격적으로 임신 준비를 시작할 때까지는 피임약 복용을 통해 생리통이나 과다 월경을 완화시키면서 지켜볼 수 있습니다. 다만 크기가 커지면 난임이나 유산의 원인이 됩니다. 따라서 근종이 있는 환자와 상담할 때는 임신을 희망한다면 최대한 빨리 임신을 계획하는 것이 좋다고 이야기합니다.

수술을 통한 근종 절제도 가능하지만, 임신 전이라면 신중하게 검토해야 합니다. 왜냐하면 출산 시 자궁이 파열될 위험이 있어 분만 방법이 제왕절개로 한정되기 때문입니다. 근종은 출산 전까지는 가급적 그대로 두지만 필요에 따라 적절한 치료를 시행하기도 합니다.

발병 장소에 따라 증상도 다양한 **자궁 근종**

정기적인 검진을 통해 크기가 커지지 않는지 확인한다.
점막하 근종이 있다면 생리량이 증가하기 때문에 빈혈에도 주의해야 한다.

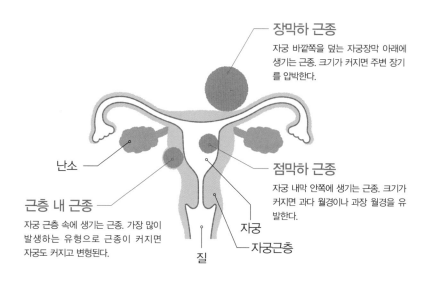

장막하 근종
자궁 바깥쪽을 덮는 자궁장막 아래에 생기는 근종. 크기가 커지면 주변 장기를 압박한다.

난소

점막하 근종
자궁 내막 안쪽에 생기는 근종. 크기가 커지면 과다 월경이나 과장 월경을 유발한다.

근층 내 근종
자궁 근층 속에 생기는 근종. 가장 많이 발생하는 유형으로 근종이 커지면 자궁도 커지고 변형된다.

자궁

질

자궁근층

주의가 필요한 여성 질환 ②
자궁 내막증과 자궁 선근증

자궁 내막증은 자궁 안에만 있어야 할 자궁 내막이 뱃속 곳곳에서 증식하는 질환입니다. 명확한 원인은 밝혀지지 않았지만 생리혈의 역류와 관련 있다는 가설이 있습니다. 또 자궁 내막이 자궁 근층 내에 생기는 질환인 자궁 선근증도 있습니다. 통증이나 과다 월경이 심하다면 이 질환이 생겼을 가능성이 있으므로 진료를 받아보시기 바랍니다. 이처럼 자궁이 아닌 곳으로 흩어진 자궁 내막은 자궁 내와 달리 출구가 없기 때문에 그곳에서 염증이나 출혈을 일으키고, 시간이 흐르면 결국 내막이 부착된 장기와 주변 장기가 유착되어 심한 통증을 유발합니다. 주요 증상으로는 생리통, 만성 골반통(생리와 관계없는 하복부 통증), 성교통, 배변통, 난임 등이 있습니다.

자궁 내막증과 자궁 선근증은 생리를 하는 20~40대 여성의 약 10%에서 발생하고 있으며 '생리통이 해마다 심해지고 있다'고 느끼는 사람이라면 먼저 이 질환을 의심해 봐야 합니다.

임신 · 출산에 미치는 영향

자궁 내막증은 난임의 원인이 됩니다. 예를 들어 자궁 내막이 증식한 곳이 나팔관이라면 유착으로 난관이 막혀 정자와 수정란이 통과할 수 없기 때문입니다.

자궁 내막증의 치료에는 약물요법과 수술요법이 있는데 임신을 희망하는 시기와 질환의 진행 정도에 따라 선택하게 됩니다.

임신을 바로 계획하고 있지 않다면 약을 통해 진행을 억제합니다. 수술의 필요 여부는 질환의 진행도와 실제 임신을 원할 때의 질환 상태를 고려해야 합니다. 그러므로 약을 처방해 주는 주치의에게 정기적으로 진료를 받으며 적절한 조언을 얻는 편이 바람직합니다.

자궁이 아닌 곳에서 내막이 증식하는 질환
자궁 내막증과 자궁 선근증

자궁 내막이 나팔관을 지나 자궁 밖에 생기는 질환이다.

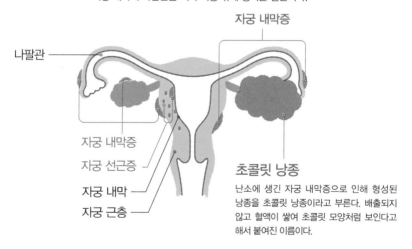

자궁 내막증

나팔관

자궁 내막증

자궁 선근증

자궁 내막

자궁 근층

초콜릿 낭종

난소에 생긴 자궁 내막증으로 인해 형성된 낭종을 초콜릿 낭종이라고 부른다. 배출되지 않고 혈액이 쌓여 초콜릿 모양처럼 보인다고 해서 붙여진 이름이다.

자궁 경부암

자궁 경부암은 자궁 경부(자궁 입구)에 생기는 암으로 섹스를 통해 인유두종 바이러스(HPV)에 감염되면서 발생합니다. HPV는 성관계 경험이 있는 사람이라면 한 번 정도는 감염될 수 있는 흔한 바이러스로 감염되어도 약 90%는 면역력으로 바이러스를 물리칩니다. 그러나 나머지 10%는 감염된 상태로 몇 년이 지나면서 서서히 암으로 진행됩니다. 30~40대에서 많이 발생하지만, 최근에는 20대에서도 늘고 있으며 25~34세 여성에게 발견되는 암 중에서는 유방암 다음으로 많다고 알려져 있습니다. 자궁 경부암이 진행되면 골반 내 다른 장기나 간, 폐 등으로 전이되어 목숨을 잃을 수도 있고 임신·출산에도 큰 영향을 미치기 때문에 이 질환에 대한 올바른 이해와 지식을 갖추는 것이 매우 중요합니다.

하지만 ① 자궁 경부암 백신 접종 ② 정기적인 자궁 경부암 검진, 두 가지 방법으로 예방할 수 있으므로 너무 걱정할 필요는 없습니다.

① 자궁 경부암 백신(HPV 백신)

자궁 경부암 백신은 성관계 경험이 없는 상태에서 접종하는 편이 효과적입니다. 그래서 한국에서는 2016년부터 만 12세 여성 청소년이

HPV 백신 예방 접종을 2회에 걸쳐 무료로 받을 수 있도록 합니다. 게다가 2022년 3월부터는 범위가 확대되어 만 13세~만17세까지 무료로 접종 받을 수 있습니다. 또한 18세~26세의 저소득층 여성도 무료입니다. 대상 연령이 아니거나 지원 대상이 아닌 경우 자비로 부담해야 하지만, 백신을 접종하면 질환을 예방하고 건강을 지킬 수 있어서 좋습니다. 한편, 최근에는 새로운 유형의 HPV 백신이 등장했습니다. HPV는 유형만 해도 100여 개가 넘기 때문에 과거에는 고위험 유형의 바이러스로 대상을 좁혀서, 두 가지 바이러스를 예방하는 2가 백신과 네 가지 바이러스를 예방하는 4가 백신을 사용했습니다.

새로운 유형의 백신은 아홉 가지 유형을 예방할 수 있는 9가 백신으로, 예방 가능 범위가 더 커졌습니다. 일본의 경우 HPV 16형과 18형이 자궁 경부암의 원인 중 약 70%를 차지하는데, 2가 백신과 4가 백신으로 이를 예방할 수 있습니다. 9가 백신은 그 폭이 더욱 넓어 자궁 경부암 유발 유전형의 약 90%까지 예방할 수 있습니다. 아직 접종 전이라면 9가 백신 접종을 추천합니다. 참고로 한 가지 알아 둬야 할 것이 세계적인 공급 부족의 영향으로 백신 가격이 높다는 사실입니다. 현재 한국에서 지원되고 있는 백신은 2가와 4가 백신으로 9가 백신은 지원 대상이 아닙니다. 일본도 마찬가지입니다. 그래서 저는 일본의 정부와 지자체가 9가 백신의 비용을 부담하도록 요구하는 운동에 동참하고 있습니다. 지금은 비용이 다소 들지만, 여러분의 소중한 미래를 위해 꼭 접종을 고려해 보시기 바랍니다.

이처럼 한국과 일본의 HPV 백신 지원은 아직 미흡한 실정입니다. 반면 호주에서는 12세라면 성별과 관계없이 누구나 무료로 접종받을 수 있어 HPV 감염률이 크게 줄고 있다고 합니다. 계속해서 지원을 한다면 호주는 세계 최초로 자궁 경부암을 퇴치하는 나라가 될 수도 있을 것입니다. 한국과 일본에도 지원이 확대되어 여성들이 건강을 지킬 수 있으면 좋겠습니다.

자궁 입구에 생기는 **자궁 경부암**

HPV(인유두종 바이러스)에 감염되어 발생하는 암. 20~40대 여성에게서 많이 발견되고, 정기 검진을 통해 조기에 발견하면 치료할 수 있다.

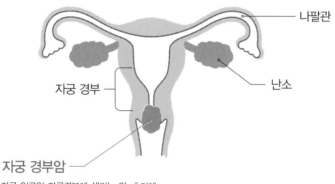

나팔관

난소

자궁 경부

자궁 경부암

자궁 입구인 자궁경부에 생기는 암. 초기에는 자각증상이 거의 없고, 검진 이외에는 부정 출혈 등으로 발견하게 된다.

② 자궁 경부암 검진을 받는다

자궁 경부암은 초기에는 증상 없이 조용히 진행됩니다. 그렇기 때문에 정기 검진을 받는 것이 매우 중요합니다. 조기에 발견하면 충분히 치료할 수 있는 질환이 자궁 경부암입니다. 백신과 검진, 두 가지 방법으로 여러분의 몸과 미래의 임신·출산 가능성을 확실하게 지키시면 좋겠습니다.

또, 자궁 경부암은 주로 성관계를 통한 바이러스 감염으로 발생한다는 점에도 주의해야 합니다. 자궁 경부암을 완전히 예방할 수는 없지만, 발생 위험을 줄이기 위해서는 콘돔을 착용해야 합니다. 콘돔은 코로나 시대의 마스크와 같습니다. 자신은 물론 상대를 위해서도 섹스를 할 때는 반드시 사용하시기 바랍니다.

조기 발견으로 자궁 보존이 가능한지 여부가 임신·출산의 열쇠

만약 임신 전에 자궁 경부암이 조기에 발견된 경우 자궁 입구의 병변부를 원추형으로 절제하기만 하면 자궁을 남길 수 있고 임신·출산도 가능합니다. 다만, 원추 절제 후에는 조산의 위험이 조금 커집니다.

만약 암이 진행되고 있고 원추형 절제로 병변부를 제거하지 못했을 때는 자궁이나 질의 일부 등을 광범위하게 절제해야 합니다. 이런 경우에는 안타깝게도 임신이 어렵습니다. 따라서 거듭 강조하지만, 정기적인 검진을 통해 조기에 발견할 수 있도록 노력하는 것이 중요합니다.

다낭성 난소 증후군

생리 불순인 여성 중에는 다낭성 난소 증후군을 앓고 있는 경우가 많습니다. 대표적인 원인으로는 스트레스 등으로 인한 뇌 호르몬의 불균형, 당뇨병 체질을 들 수 있습니다.

치료 방법은 임신을 빠른 시일 내에 희망하는지 아닌지에 따라 달라집니다. 전자의 경우는 배란이 이루어지지 않는 것 자체가 난임으로 직결되므로 배란 유도제 등을 사용해 임신을 돕습니다. 후자의 경우는 경구 피임약으로 생리 주기를 조절하는 방법을 추천합니다.

호르몬 이상으로 배란이 되지 않는 질환 다낭성 난소 증후군

뇌에서 오는 명령에 이상이 생겨 배란이 억제되고 생리 불순이 일어난다.

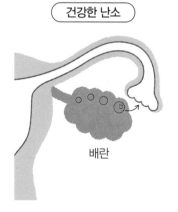

건강한 난소

배란

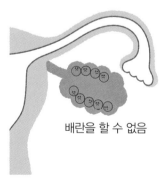

다낭성 난소

배란을 할 수 없음

난포가 미성숙 상태에서 멈추기 때문에 배란을 할 수 없게 된다.

성매개감염병의 여러 가지 오해

성매개감염병은 성관계를 많이 하는 사람에게만
생기는 질환이라고 생각하고 있지는 않나요?
만약 그렇게 생각했다면 큰 오산입니다.
성매개감염병은 누구나 감염될 가능성이 있고,
다른 사람에게 옮길 수도 있으며,
그중에는 난임으로 이어지는 경우도 있습니다.
그렇기 때문에 주의가 필요한 질환이며
마냥 남의 일이 아니라 나의 일이라고 생각해야 합니다.
우선 성매개감염병에는 어떤 것들이 있는지 살펴봅시다.

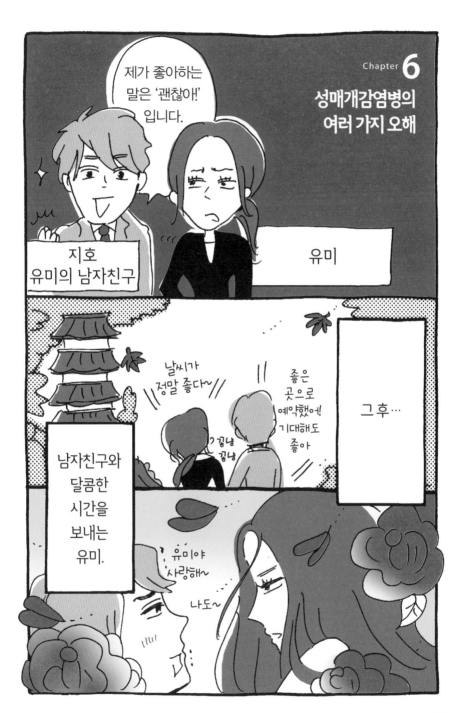

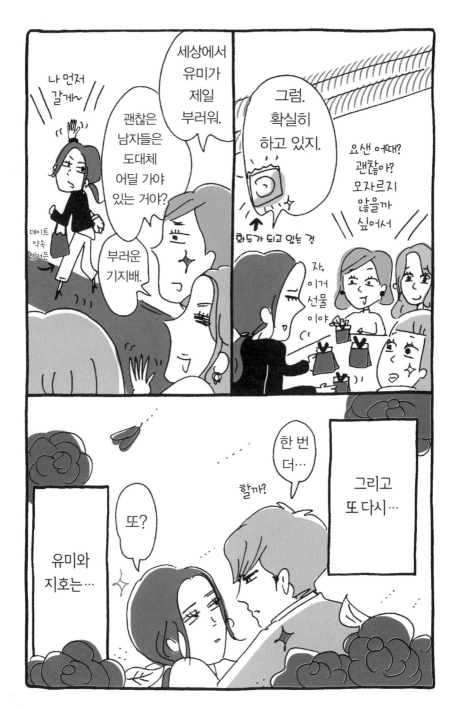

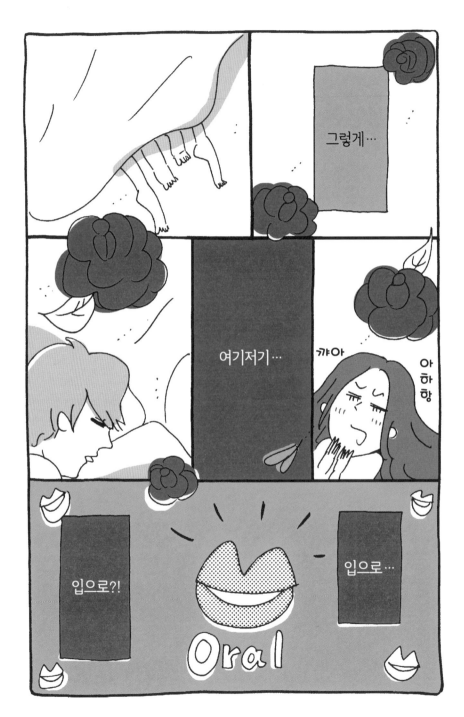

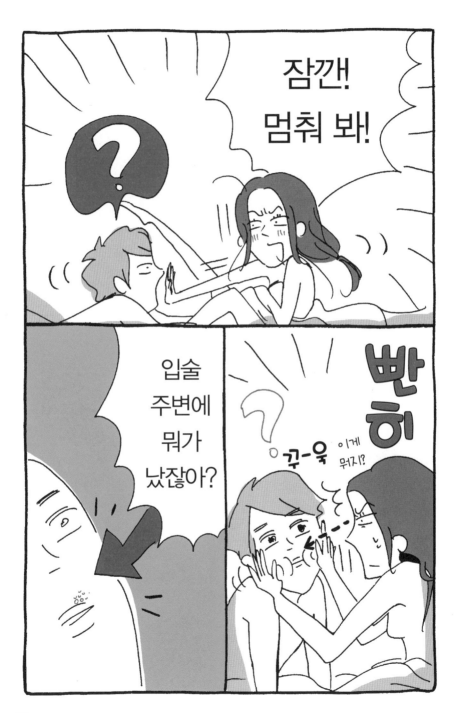

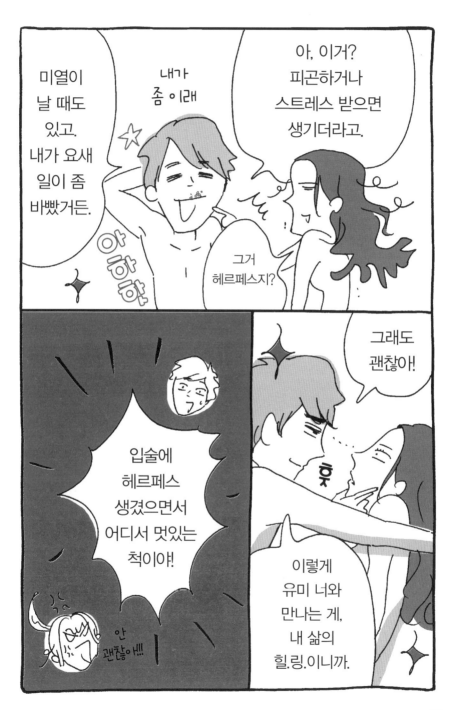

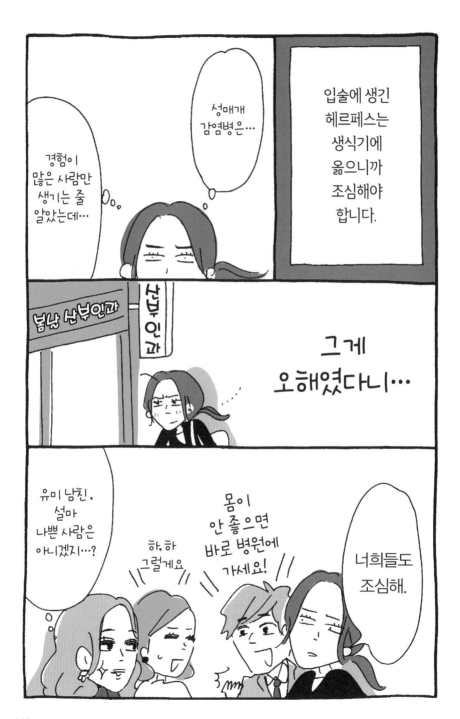

성관계를 많이 하는 사람만 걸리는 것은 아니다
성매개감염병의 무서운 오해

성매개감염병은 불특정 다수의 사람과 많은 성관계를 가지는 사람에게만 생기는 병이라고 생각하나요? 결론부터 말하면 그것은 오해입니다. 지금까지 한 사람과만 섹스를 한 경우라도 성매개감염병에 걸릴 가능성은 충분히 있습니다. 성매개감염병은 감염된다 하더라도 증상이 나타나지 않을 때도 있고 감염원 특정이 어려워 확산하기가 쉽습니다.

확인해 보지 않으면 감염 여부를 알 수 없다

저는 중학교 학생들을 대상으로 성교육을 할 때 가끔 '성매개감염병 확산 실험'을 합니다. 실험 방법은 다음과 같습니다. 먼저 모든 학생에게 물이 담긴 컵을 건네줍니다. 이 물은 각각 정액, 타액, 혈액이라는 체액을 의미합니다. 세 컵 중 한 컵에는 병원체를 나타내는 수산화나트륨이나 탄산수소나트륨을 미리 넣어둡니다.

이 물을 교환하는 것은 성행위에 해당하는데, 일정 시간 동안 학생들이 교실 내에서 컵에 담긴 물을 자유롭게 교환하도록 합니다. 교환할 상대를 정했다면 자신의 컵에 있는 물을 상대의 컵에 전부 붓고, 다시 절반을 되돌려 받습니다.

잠시 후 모든 컵에 수산화나트륨을 검출할 수 있는 페놀프탈레인 용액을 떨어뜨려 봅니다. 그러면 학생들 사이에서 탄성이 터져 나옵니다. 2~3명의 친구하고만 물을 교환한 경우를 포함해, 대부분의 아이들의 컵이 붉게 물들기 때문입니다.

이 실험을 통해 전달하고자 하는 포인트는 다음과 같습니다.
① 병원체를 최초에 보유한 사람이 누구인지는 알 수 없다.
② 검사를 해보지 않으면 자신이 병을 가졌는지 알 수 없다.
    그리고 컵에 뚜껑(=콘돔)을 덮고 있으면 병이 옮지 않는다.
③ 즉, 성매개감염병을 예방하려면 콘돔을 착용해야 한다.

실험을 마친 다음, 어느 컵에 가장 먼저 수산화나트륨을 넣어 두었는지 밝힙니다. 대부분 제 컵에 넣어 두기 때문에 저와 물을 교환한 학생들은 '그래서 병이 옮았구나'라는 사실을 알 수 있습니다. 하지만 직접 교환하지 않은 학생들은 아무리 냄새를 맡고, 컵을 들여다봐도 페놀프탈레인 용액(=검사)을 떨어트려 보기 전까지는 자신이 옮았는지 아닌지 알 수가 없습니다. 이처럼 자신도 모르는 상태에서 여러 사람에게 옮기게 되는 것이지요.

그래서 섹스를 할 때는 처음부터 끝까지 콘돔을 사용해야 합니다. 콘돔으로 성매개감염병을 완벽하게 예방할 수는 없지만, 많은 위험을 줄일 수 있습니다. 피임약을 복용했더라도 콘돔은 피임이 아니라 성매개감염병 예방을 위해 사용한다는 인식을 가져야 합니다.

난임을 유발할 수 있는 성매개감염병
각별한 주의가 필요한 클라미디아 감염증

성매개감염병 중에는 난임으로 이어지는 것도 있습니다. 무방비한 섹스로 자신도 모르는 사이에 미래를 위한 선택의 폭을 좁히고 있을지도 모릅니다. 나중에 후회하는 일이 없도록 우선 질환에 대해 알아 둡시다.

가장 조심해야 할 성매개감염병은 클라미디아

'클라미디아'라는 질환을 들어보신 적이 있나요? 클라미디아에 감염되면 초기에는 자각 증상이 없다가 어느 정도 시간이 흐른 뒤 부정출혈이나 분비물 이상이 나타납니다. 그대로 방치하면 난소나 나팔관이 유착되어 복통을 일으키게 되고, 그제야 병원에 가는 사례가 많습니다. 나팔관이 막히면 난임이나 자궁 외 임신을 유발하므로 그 전에 치료를 시작하는 것이 중요합니다. 클라미디아가 무서운 이유는 분비물 양이 늘어나는 등의 이상 신호가 나타나지 않기 때문입니다. 콘돔을 착용하지 않은 상태로 성관계를 한 번이라도 한 적이 있다면 검사를 받아보시기 바랍니다.

다음 그래프에서 볼 수 있듯이, 최근 20대에서 클라미디아 감염이 증가하고 있습니다. 또 성매개감염병 정점 환자 보고에서는 여성 성매개감염병의 절반 이상을 차지하고 있어, 평소에 클라미디아 감염증을 염두에 둘 필요가 있습니다.

한편, 임균 감염증(통칭 임질) 역시 나팔관을 막아 난임을 유발하는 질환입니다. 여성의 경우 증상이 가볍거나 없는 경우가 많아 간과하기 쉽습니다.

이상하다는 생각이 들면 서둘러 검사를 받고, 양성으로 나왔다면 파트너와 함께 동시에 치료를 시작해야 합니다. 어느 한쪽이 양성인 상태가 지속되어 서로 균을 옮기는 '핑퐁 감염'의 사이클을 끊는 것이 중요합니다.

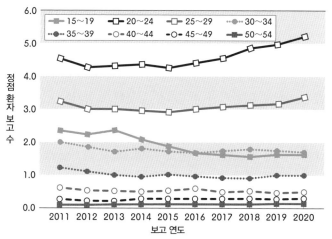

남의 일이라고 여겨서는 안 된다 **클라미디아의 증가**

임신 · 출산 연령(생식 연령)의 중심인 20대 클라미디아 감염자가 늘고 있다!

출처: 일본 국립감염증연구소 〈여성의 연령대별 성기 클라미디아 감염증 정점 환자 보고 15~54세, 2011~2020년〉

잊혀진 '매독' 다시 증가
콘돔으로도 막을 수 없는 성매개감염병

최근 매독이 조용히 늘고 있습니다.

매독은 감염 초기에는 증상이 잘 나타나지 않아서 발견하기 어렵습니다. 처음에는 감염이 일어난 부위(음부, 입술이나 입 안, 항문 등)에 궤양이 생기지만 곧 사라집니다. 그러나 사라진다고 해서 자연적으로 치유되고 감염력이 없어지는 것은 아닙니다. 초기에 치료하지 않으면 병원체가 혈액을 타고 몸 여기저기로 옮겨 다닙니다. 몇 달이 지나면 손바닥이나 발바닥, 몸 전체에 '돌발진'이라 불리는 붉은 장미빛의 발진이 생기고 발열, 권태감 등의 전신 증상이 나타납니다. 더 진행되면 피부와 근육, 뼈 등에 고무종이라 불리는 육아종이 생기거나 심장, 혈관, 뇌 등에 증상이 나타나면서 죽음에 이르게 됩니다.

매독은 임산부 건강검진 기초검사 항목에 포함되어 있어 검사를 통해 감염 여부를 확인할 수 있습니다. 다만, 극히 드물게 임신 중기 이후에 감염되는 사람도 있는데, 이 경우 뱃속에서 태아에게 균이 옮겨져 태아가 선천성 매독에 감염될 수 있습니다. 선천성 매독은 선천성 수두증이나 난청, 황달이나 빈혈 등 다양한 증상을 일으킵니다. 초기에 치료가 이루어지면 좋겠지만, 통계적으로 매독 환자가 늘어난 만큼 선천성 매독에 감염된 신생아의 숫자도 늘어나고 있습니다.

콘돔을 사용해도 전염되는 성매개감염병

매독은 키스나 오럴 섹스로 전염될 수 있을 만큼 감염력이 강합니다. 물론 콘돔을 사용하면 감염 위험을 줄일 수는 있지만, 완전히 예방할 수는 없습니다. 성기 헤르페스도 마찬가지입니다. 하지만 현재 성매개감염병 대부분을 막을 수 있는 최선의 방법은 콘돔을 사용하는 것뿐입니다. 자궁 경부암처럼 백신이 존재하는 질환은 비교적 예방하기 쉬운 편입니다.

콘돔은 삽입 직전 혹은 끝내기 직전에 착용하는 것이 아니라, 오럴 섹스를 포함해 처음부터 끝까지 제대로 착용해야 합니다.

또, 섹스를 하고 몇 주 이내 성기 근처에 평소와 다른 감각이 있다면 망설이지 말고 병원에 가야 합니다. 이를 알 수 있는 대표적인 증상으로는 통증, 가려움, 시림, 사마귀, 물집, 출혈, 고름, 악취 등을 들 수 있습니다. 검사 결과 아무 이상이 없더라도 빨리 검사를 받으면 안심할 수 있습니다.

어떻게 하면 안심할 수 있을까?
스웨덴 커플의 합리적 예방법

성매개감염병의 위험을 낮추는 방법에는 크게 6가지가 있습니다. ① 섹스를 하지 않는다 ② 콘돔을 사용한다 ③ 청결에 신경 쓴다(섹스 전에 샤워를 한다 등) ④ 예방 백신을 접종한다 ⑤ 파트너를 한정한다 ⑥ 파트너가 있다면 검사를 받는다

하지만 신뢰하는 파트너가 이미 성매개감염병에 걸렸을 가능성도 배제할 수 없습니다. 이 경우 섹스를 몇 차례 반복하다 보면 분명 자신도 감염되고 말 것입니다. 혹시 신뢰하는 사람이었으니까 어쩔 수 없다고 생각하나요? 다른 방법은 없을까요?

서로 음성이라는 것을 알면 안심할 수 있다

2019년 스웨덴으로 시찰을 하러 갔을 때, 현지 대학생들에게 성매개감염병에 대해 어떻게 생각하는지 물어봤습니다. 학생들의 대답은 탄성이 나올 정도로 합리적이었습니다. "서로 사귀게 되면 같이 검사를 받으러 갈 거예요. 둘 다 음성이 나오면 콘돔은 쓰지 않을 거예요." 스웨덴의 15~21세 청년들은 피임이 무료입니다. 유스 클리닉에 가면 무상으로 피임약이나 IUS를 처방받을 수 있습니다. 즉, 이들에게 콘돔이란 애초에 피임 목적이 아니라 성매개감염병 예방을 위한 것입니다.

또한, 그 효과가 확실하지 않다는 것도 알고 있기 때문에 그렇다면 차라리 둘이 같이 검사를 받는 편이 좋다고 생각하는 것입니다. 음성이라면 안심할 수 있고, 만일 양성이라면 치료하면 되니까요. 맞는 말이라고 생각합니다. 파트너와 함께 검사를 받으면 서로 안심할 수 있고, 얼마든지 깊은 관계를 맺어나갈 수 있습니다.

저는 지금까지 진료를 하면서 성매개감염병으로 힘들어하는 젊은 여성들을 많이 만났습니다. 때로는 병세가 악화되어 자연 임신은 어렵다는 사실을 전해야 할 때도 있습니다. 이처럼 어려운 상황을 어떻게든 돕고 싶었던 저는 스웨덴 커플의 합리적인 생각에 감명을 받았고, 일본도 그렇게 되길 바라고 있습니다.

2020년 9월에 일본에서 여고생의 성 이야기를 그린 드라마 〈17.3 about a sex〉가 방영되었는데, 당시 제가 의료 감수를 맡았습니다. 저는 프로듀서에게 사귀기 시작한 두 사람이 "다음 데이트 장소는 보건소야!"라고 밝게 약속하는 장면을 넣어달라고 부탁했습니다.

이 책을 읽는 여러분도 스웨덴의 사례를 계기로 '커플 검사'를 고려해 보시면 좋겠습니다. 검사는 지역 보건소에서 무료로 받을 수 있습니다. 보건소마다 확인할 수 있는 성매개감염병은 다르기 때문에 미리 확인하는 것이 좋습니다. 만약 구체적인 검사 결과를 원한다면 근처 병원에서도 확인할 수 있습니다.

성매개감염병에는 어떤 것이 있을까?

성매개감염병의 종류와 예방

쉽게 찾아볼 수 있는 성매개감염병은 아래와 같이 다양합니다.
하지만 예방은 대부분 콘돔에만 의존하고 있어 충분하다고 할 수 없습니다.
감염 위험을 줄이기 위해서는 파트너와 함께 주기적으로
성매개감염병 검사를 받는 것이 매우 중요합니다.

	콘돔	백신
매독	△	✕
임질	○	✕
클라미디아	○	✕
트리코모나스 질염	○	✕
HIV(에이즈)	○	✕
성기 헤르페스	△	✕
사면발이증	✕	✕
첨형 콘딜로마	△	○
간염	○	○

△=콘돔으로는 완벽히 예방할 수 없는 성매개감염병

임신은 언제까지 가능할까?

이제는 여성이 결혼과 출산에 구애 받지 않고
나이가 들어도 활발히 일하는 것이 당연한 시대가 되었습니다.
그런데 임신에는 시간 제한이 존재합니다.
젊다고 해서 반드시 아기가 생긴다고 단언할 수도 없습니다.
아이가 있는 삶을 원하는지 원하지 않는지,
만약 아이를 가진다면 몇 명을 낳고 싶은지,
한 번쯤 자신의 인생 계획에 대해 생각해 봐야 하지 않을까요?

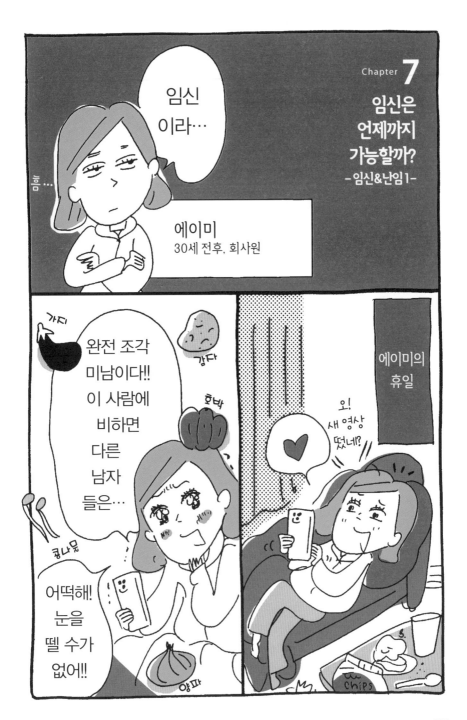

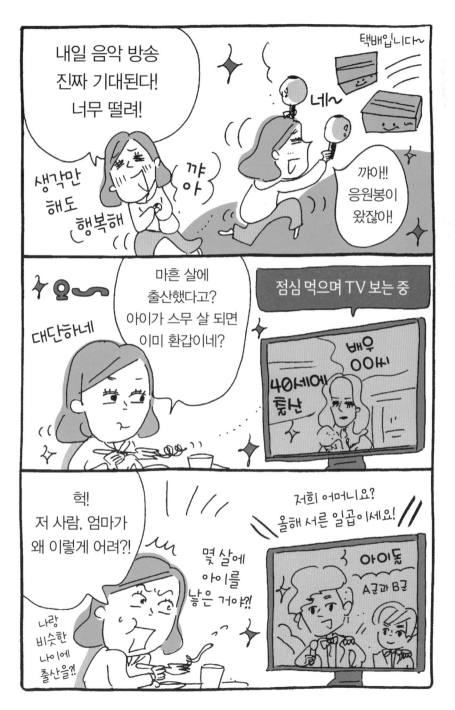

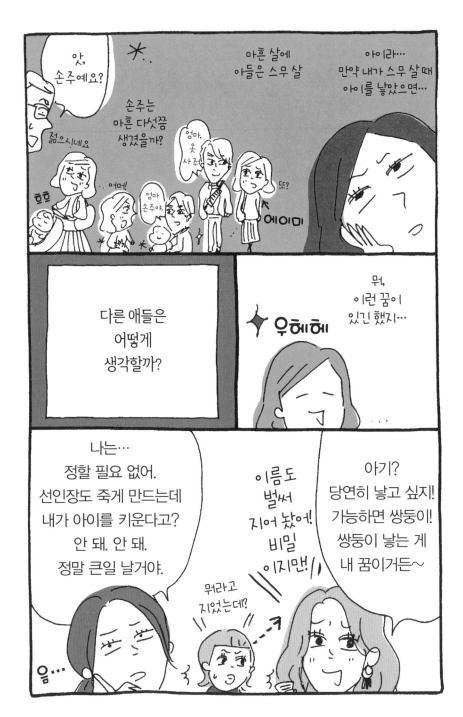

124

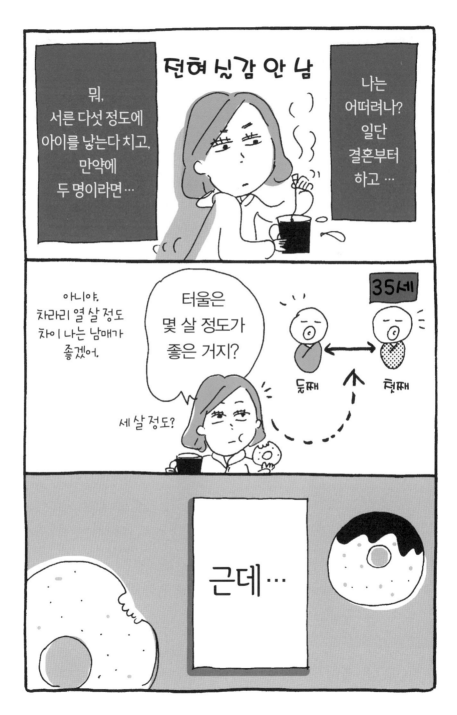

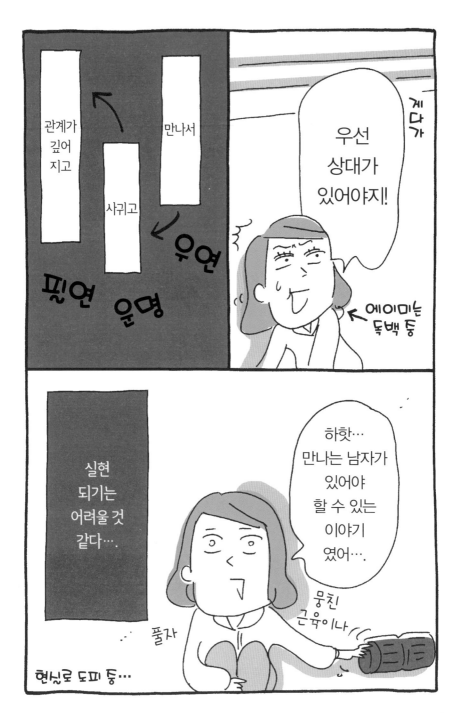

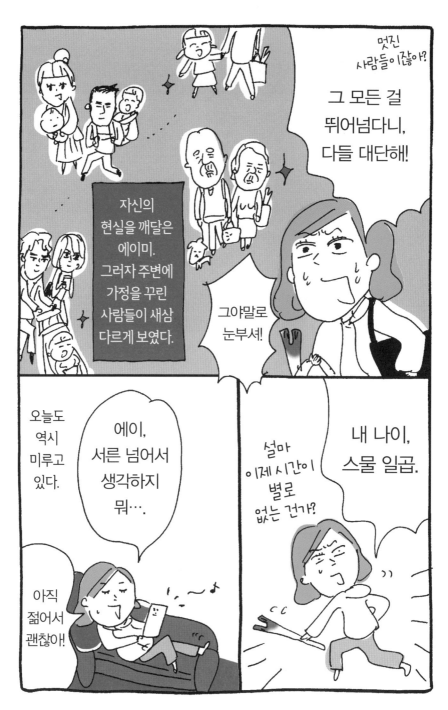

주목받는

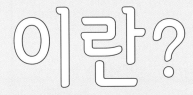

이란?

　한편, 난자 동결은 이들과는 성격이 다릅니다. 주로 비혼이면서 정해진 파트너가 없는 여성이 미래의 임신 가능성에 대비해, 조금이라도 젊을 때 난자를 동결 보존하려는 것입니다

　수정란 동결의 경우와 비교하면, 해동된 난자의 생존율이 그리 높지 않으므로 나중에 원하는 결과를 얻지 못할 수도 있습니다. 하지만 자신이 젊을 때 건강한 난자를 보존해 두고 싶은 마음도 있을 것입니다.

　또, 암 진단을 받은 여성이 화학 요법이나 방사선 치료를 앞둔 경우, 채취한 난자를 동결 보존하는 시도는 꽤 오래전부터 이루어져 왔습니다. 난자 채취는 위험이 따르는 행위이기는 하지만, 자신이 더 안심할 수 있게 된다면 하나의 선택지로 생각할 수 있지 않을까요?

최근

난자 동결

아이를 낳고 싶지만, 당장은 아니라고 생각하는 여성들이 가끔 "난자 동결도 가능한가요?"라는 질문을 할 때가 있습니다. 저는 이때 결혼에는 적령기가 없어도 임신에는 적령기가 있다고 설명합니다.

난임 치료의 '동결 보존'에는 난자 동결 보존과 수정란 동결 보존이 있습니다.

수정란 동결 보존은 난자 채취 → 수정 → 배양을 거쳐 한 번에 동결시키는 과정을 말합니다. 난자를 채취한 주기에 이식하기보다 동결시킨 뒤 다음 주기에 이식하는 편이 효과가 좋아서 일본에서는 비교적 빈번하게 이루어지는 편입니다. 또 여러 개의 수정란을 동시에 배반포까지 배양하기 때문에, 나머지 배아는 몇 년 동안 동결 상태로 두었다가 둘째 아이를 가지고 싶을 때 이식하기도 합니다.

이렇게 동결 배아 보존을 통한 임신은 생식 보조 의료 현장에서는 일반적으로 이루어지고 있습니다.

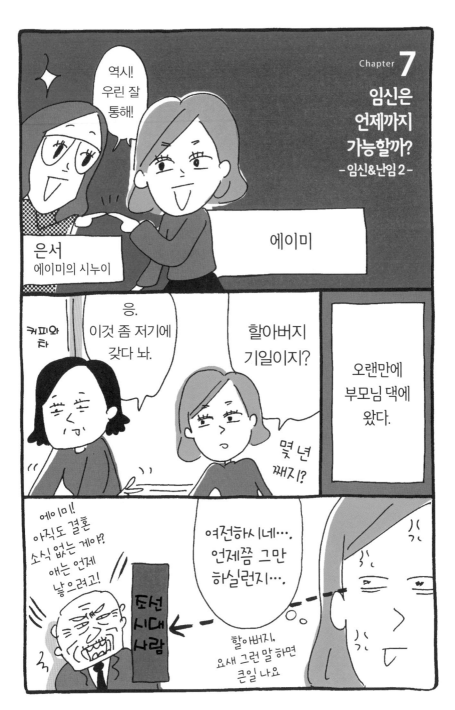

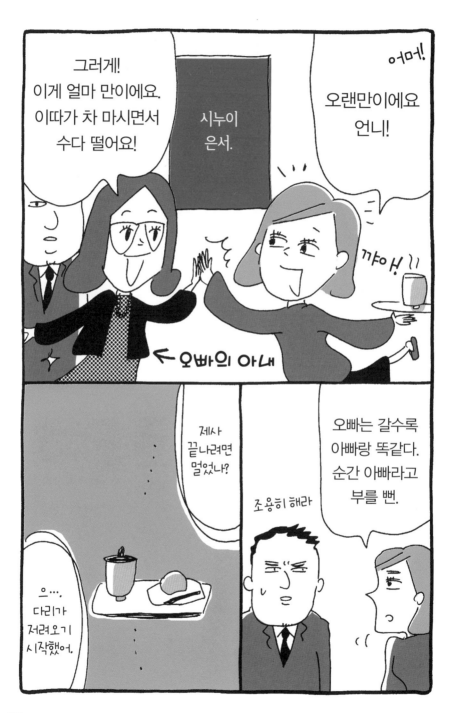

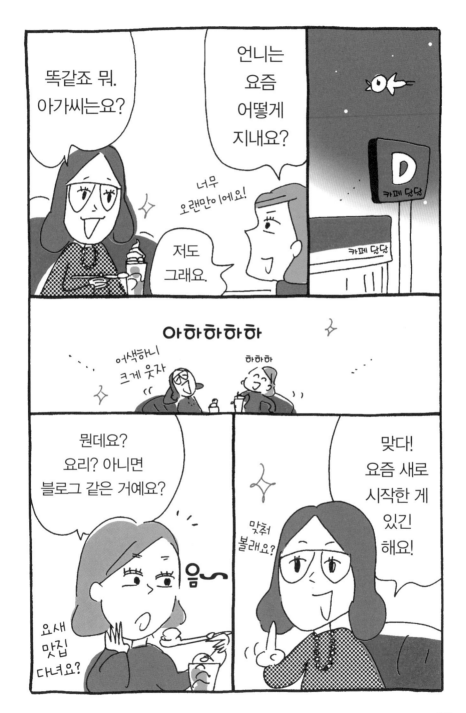

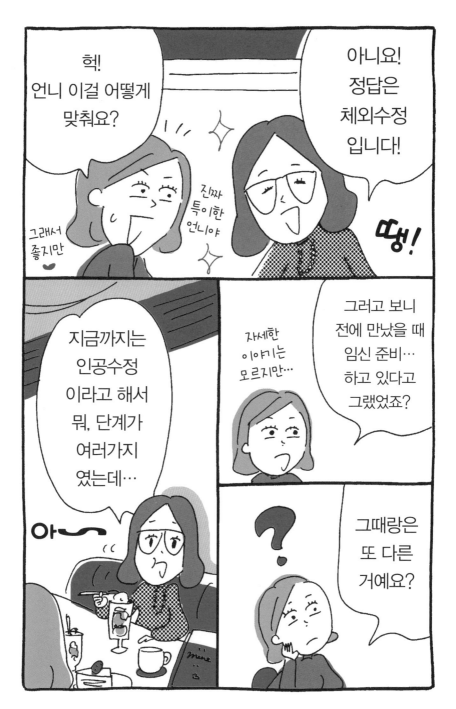

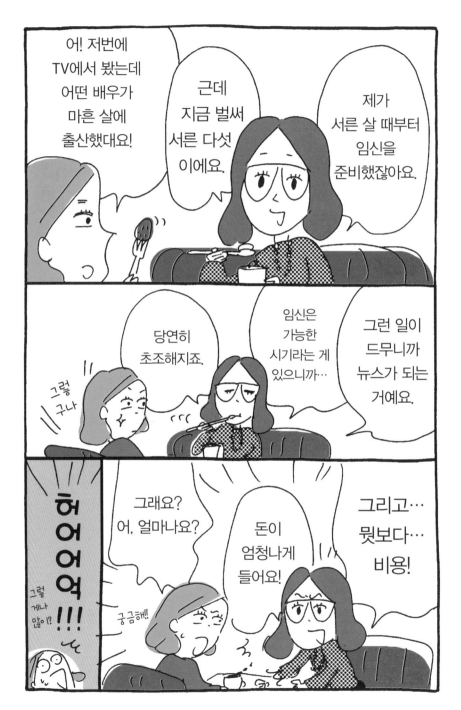

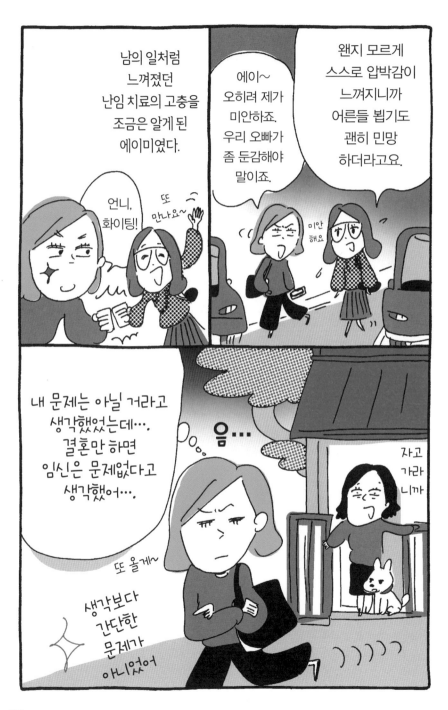

몇 살까지 출산할 수 있을까?
적절한 임신 시기는?

매일 바쁜 일상을 보내는 여성이라도 '몇 살까지는 결혼하고 싶다'거나 '아이는 몇 명 낳고 싶다'와 같이 다음 단계로 가기 위한 막연한 인생 계획은 가지고 있을 것입니다. 경력을 쌓고 싶은 여성이라면 '몇 살에는 어떤 직급까지 되겠다' 등의 구체적인 목표도 세우겠지요.

이제는 나이에 크게 영향을 받지 않고 하고 싶은 일을 할 수 있는 사회가 되었지만, 임신만큼은 안타깝게도 시간제한이 존재합니다. 나이를 먹을수록 임신율은 낮아지고 유산율은 높아지게 됩니다.

때때로 40세 전후의 나이에도 출산에 성공했다는 유명인들의 소식이 화제가 되면서 그 나이에도 문제없이 출산이 가능하다고 생각하기 쉽습니다. 하지만 임신 가능한 연령에는 개인차가 있고, 실제 그 연령이 되었을 때 임신을 시도해 보지 않으면 알 수 없습니다. 137쪽의 그래프는 통계적인 데이터에 불과하지만, 이러한 수치를 고려하며 자신의 인생 계획을 세우는 것이 중요합니다.

출산 여부를 선택하기 전에 알아 두자

연령에 따른 임신 · 유산

나이가 임신에 미치는 영향은 크다.
통계적인 수치도 참고하며 인생 계획을 세워 보자.

연령에 따른 여성의 임신율 변화(배란일을 0으로 했을 때의 임신율)

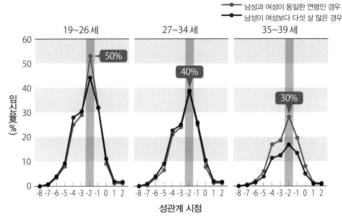

임신 가능성이 가장 높은 배란 2일 전의 성관계로 비교하면 26세까지는 50% 정도가
임신하는 반면, 30대 후반에서는 30%로 감소함을 알 수 있다.

출처: 일본 내각부 〈임신 적령기를 고려한 라이프 플래닝〉

연령에 따른 임신율, 생산율, 유산율(체외수정인 경우)

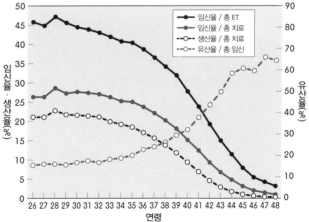

35세 무렵부터 임신율 · 생산율이 저하되고 유산율이 증가함을 알 수 있다.

출처: 공익사단법인 일본산과부인과학회 〈ART 임신율 · 생산율 · 유산율 2017〉

임신율은 왜 나이가 들수록 낮아질까?
난자 수 감소와 수정력 저하

그런데 나이가 들면 왜 임신이 어려워지는 걸까요? 여러 가지 원인이 있겠지만 그중에서도 난자의 질 저하가 가장 큰 원인으로 꼽힙니다. 사람들이 흔히 말하는 '난자의 노화'는 난자의 질이 떨어지는 것을 가리킵니다.

난자의 질 저하에 대해 자세히 말해 보자면, 난자가 감수 분열을 거친 뒤 수정이 이루어지면, 1번부터 23번까지 총 23쌍의 염색체가 생깁니다. 그런데 이 과정에서 어느 쌍의 염색체가 하나 혹은 두 개가 많아지거나 적어지는 오류가 발생할 때가 있습니다. 이것을 염색체의 수적 이상이라고 하는데, 연령이 낮은 여성에게서도 발생하지만 연령이 높아질수록 발생 확률이 커집니다. 이 같은 이유로 나이가 들수록 "난자가 노화된다", "난자의 질이 떨어진다"고 말하는 것입니다. 염색체 이상은 어느 쌍의 염색체에서도 발생할 수 있는데 대부분은 태어나지 않고 유산됩니다. 또한 정자는 평생 매일 만들어지는 반면, 난자는 태아기에 만들어진 뒤로는 새로 만들어지지 않고 매일 줄어듭니다. 이처럼 연령이 높아질수록 난자의 수가 줄어들고 오류도 증가하기 때문에 임신율은 저하됩니다.

나이가 들면 유산율도 높아진다

나이가 들수록 임신이 어려운 두 번째 원인은 유산율의 증가입니다. 특히 임신 12주 이전의 유산은 주의한다고 막을 수 있는 것이 아닙니다. 대부분 염색체 이상이 유산의 주된 원인이기 때문입니다. 즉, 수정이 이루어져도 자랄 수 있는 힘이 갖추어져 있지 않은 것입니다.

전체 임신에서 유산되는 비율은 약 15%라고 알려져 있는데, 40대 이상에서는 무려 절반 가까이가 유산에 이릅니다. 이렇게 생각해 보면 40세가 넘어서 출산하는 것은 굉장히 대단한 일입니다. 그래서 저는 진료를 보러 온 40대 여성이 임신을 원한다고 말하면, 한 달이라도 빨리 임신하는 편이 좋다고 말하면서 서둘러 난임 치료 전문 클리닉에 가도록 권장합니다.

물론 이 같은 어려움은 있지만, 문제없이 임신을 하고 무사히 출산하는 사람도 상당수 있습니다. 비록 나이가 들어 임신을 하면 고혈압이나 임신 당뇨병 등의 합병증이 발생할 위험도 높지만, 아이를 낳고 싶은데도 나이 때문에 시도조차 하지 않고 포기할 필요는 없습니다. 다만 상황은 갖추어져 있는데 그저 미루고 있다면, 조금이라도 위험이 적을 때 임신 준비를 시작하길 추천합니다.

최근에는 여러 매체에서 '남성 난임' 문제를 많이 다루기 시작하면서 남성들에게도 난임에 대한 인식이 조금씩 확산되고 있는 것 같습니다.

사실 정자의 힘도 여성과 마찬가지로 연령이 높아짐에 따라 저하됩니다. 자연 임신을 하려면 활발한 운동성을 가진 건강한 정자가 정액에 충분히 있어야 합니다. WHO(세계보건기구)에서는 자연 임신이 가능한 정자수 및 운동성의 기준을 제시하고 있습니다. 약 100명 중 1명의 비율로 나타나는 무정자증이나 정자 부족증, 정자 무력증 등, 기준치에 미달하는 남성이 일정한 비율로 있습니다. 더욱 문제인 것은 발기 장애나 사정 장애가 있는 사람도 적지 않다는 점입니다. 그 원인으로는 생활 습관, 스트레스, 부적절한 자위행위를 들 수 있습니다.

저도 진료 중에 임신을 계획하는 여성에게 "남성 난임이 정말 있나요?"라는 호기심 섞인 질문을 받을 때가 있는데, 그럴 땐 "있습니다"라고 대답합니다. 만약 정액 소견이 좋지 않을 때는 남성 또한 난임 치료를 받아야 하며 약물 치료나 수술이 필요할 수도 있습니다.

부부가 함께 난임 치료를 시작하는 것이 가장 이상적

난임 치료의 첫걸음은 난임의 원인이 무엇인지 하나씩 검사를 받으며 알아내는 것입니다. 여성의 검사 항목 중에는 나팔관의 막힘이 없는지 알 수 있는 자궁 나팔관 조영 검사가 있습니다. 만약 막혀 있다면 상당한 통증을 수반하는 추가 검사가 필요합니다. 임신에 대한 기대로 고통을 견디며 혼자 노력해 왔는데, 정작 원인이 남성에게 있을 때도 있습니다. 그래서 저는 여성이 나팔관 조영 검사를 받아야 하는 시점에 "배우자분도 같이 정액 검사를 받는 게 어떠세요?"라고 권합니다. 왜냐하면 정액 검사는 별다른 통증 없이 쉽게 할 수 있기 때문입니다.

만일 남성이 병원에 가기를 꺼린다면, 정자의 수와 움직임 등을 스마트폰으로 직접 체크할 수 있는 앱 사용을 추천하는 방법도 있습니다. 최근에는 사용하기 무척 편리한 앱이 많습니다. 남성 난임이라도 다양한 치료와 체외 수정 등으로 임신을 기대해 볼 수 있습니다. 조기에 난임의 원인을 파악하면 타이밍법이나 인공 수정 없이 체외 수정부터 시작하는 등, 두 사람에게 가장 적합하고 효율적인 임신 전략을 세울 수 있습니다. 이처럼 부부가 함께 임신 준비를 하는 것이 임신을 성공시키는 비결입니다.

치료를 시작하기 전에 알아 두자!
난임 치료의 단계

난임 치료가 어떤 것인지 단계별로 간단히 설명하도록 하겠습니다.

우선 일반 난임 검사로는 대표적으로 초음파 검사, 호르몬 검사, 자궁 나팔관 조영 검사가 있습니다. 자궁과 난소를 살펴보고 이상이 발견되면 치료를 시행합니다.

첫 단계는 타이밍법입니다. 만약 여성의 나이가 35세 이상, 혹은 난임 기간이 길거나 나팔관이 막혀 있어 임신하기 어려운 상황이라면 인공 수정이나 체외 수정으로 바로 넘어가기도 합니다. 보통은 타이밍법을 반년 정도 시도해 보고 임신이 되지 않으면 인공수정이나 그다음 단계인 체외 수정을 진행합니다.

또한, 무정자증이나 정자 수정 장애 등의 원인으로 체외 수정으로도 임신되지 않을 때에는 현미경 수정(세포질 내 정자 직접 주입술)이라는 방법도 가능합니다. 체외 수정을 고려하거나, 난임 기간이 길거나, 35세 이상이라면 처음부터 난임 전문 클리닉에서 검사와 치료를 받으시길 권장합니다.

난임 치료에는 끈기와 비용이 필요합니다. 그러므로 치료를 시작하기 전에 몇 살까지(기한), 얼마까지(들일 수 있는 비용), 어디까지(치료 단계) 할 것인지 미리 파트너와 상의하시기 바랍니다.

알아 둬야 할 난임 치료의 단계

난임 치료는 현재 치료에서 성과가 없으면 다음 단계로 넘어간다.
기간이 길고 비용도 많이 들기 때문에
어느 단계까지 진행할지 미리 결정하고 시작하는 편이 좋다.

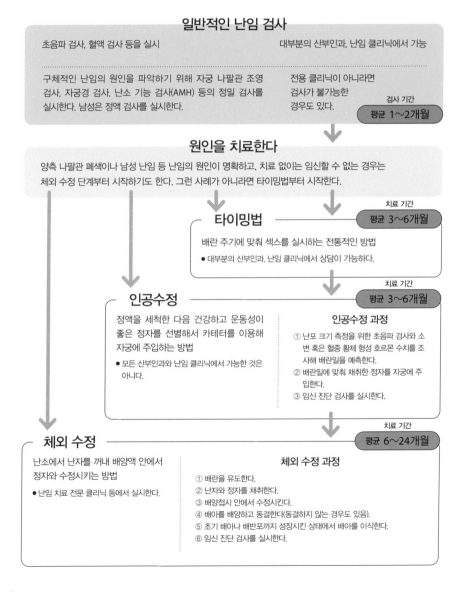

일반적인 난임 검사

초음파 검사, 혈액 검사 등을 실시   대부분의 산부인과, 난임 클리닉에서 가능

구체적인 난임의 원인을 파악하기 위해 자궁 나팔관 조영   전용 클리닉이 아니라면
검사, 자궁경 검사, 난소 기능 검사(AMH) 등의 정밀 검사를   검사가 불가능한
실시한다. 남성은 정액 검사를 실시한다.   경우도 있다.

검사 기간
평균 1~2개월

원인을 치료한다

양측 나팔관 폐색이나 남성 난임 등 난임의 원인이 명확하고, 치료 없이는 임신할 수 없는 경우는
체외 수정 단계부터 시작하기도 한다. 그런 사례가 아니라면 타이밍법부터 시작한다.

치료 기간
평균 3~6개월

타이밍법

배란 주기에 맞춰 섹스를 실시하는 전통적인 방법
● 대부분의 산부인과, 난임 클리닉에서 상담이 가능하다.

치료 기간
평균 3~6개월

인공수정

정액을 세척한 다음 건강하고 운동성이   **인공수정 과정**
좋은 정자를 선별해서 카테터를 이용해   ① 난포 크기 측정을 위한 초음파 검사와 소
자궁에 주입하는 방법   변 혹은 혈중 황체 형성 호르몬 수치를 조
● 모든 산부인과와 난임 클리닉에서 가능한 것은   사해 배란일을 예측한다.
  아니다.   ② 배란일에 맞춰 채취한 정자를 자궁에 주
                                               입한다.
                                             ③ 임신 진단 검사를 실시한다.

치료 기간
평균 6~24개월

체외 수정

난소에서 난자를 꺼내 배양액 안에서   **체외 수정 과정**
정자와 수정시키는 방법   ① 배란을 유도한다.
● 난임 치료 전문 클리닉 등에서 실시한다.   ② 난자와 정자를 채취한다.
                                             ③ 배양접시 안에서 수정시킨다.
                                             ④ 배아를 배양하고 동결한다(동결하지 않는 경우도 있음).
                                             ⑤ 초기 배아나 배반포까지 성장시킨 상태에서 배아를 이식한다.
                                             ⑥ 임신 진단 검사를 실시한다.

건강 보험 적용과 지원 확충

지금까지 난임 치료는 큰 비용이 드는 치료라는 인식이 강했습니다. 병원과 클리닉에 따라 비용이 제각각으로 천차만별이기 때문입니다. 난임은 원인이 다양하고 치료가 어려운 만큼, 환자 맞춤형 치료 계획과 약물 처방이 필요합니다. 그래서 난임 치료는 많은 비용과 시간이 필요합니다. 다행히 일본에서는 2022년 4월부터는 건강 보험이 적용될 예정이고, 현재 제도의 세부적인 사항이 정해지고 있습니다. 한국 또한 2017년부터 난임 시술의 건강 보험 적용을 시작했습니다. 2021년부터는 지원 범위가 확대되어 난임 치료에 대한 경제적인 장벽이 낮아졌습니다. 특히 한국은 그동안 사실혼 부부에 대해 난임 시술이 허용되지 않았는데, 2019년 모자보건법 개정으로 사실혼 부부도 난임 치료 시술이 허용되었습니다. 또한 2021년부터는 사실혼 부부도 건강 보험 적용 대상이 되었습니다. 한국과 일본 모두 건강 보험이 적용되고 지원이 확대된 만큼 기존의 치료와 시술에서 달라지는 점은 없는지, 추가적으로 필요한 부분은 무엇인지 살펴볼 필요가 있습니다.

한국과 일본의 난임 시술 지원 살펴보기

한국

- 지원 횟수 증가
- 지원 확대 및 본인 부담률 완화(2021.11.15)
- 사실혼 부부 난임 시술 허용(2019.10.24)
- 소득에 따른 정부 지원금 지급

시행일		이전	2021년 11월 15일 이후
본인 부담률	만 45세 미만	30%~선별 급여 50%	30%
	만 45세 이상	선별 급여 50%	선별 급여 50%
지원 횟수	체외수정 (신선 배아)	7회	9회
	체외수정 (동결 배아)	5회	7회
	인공수정	5회	5회
대상 연령(여성 나이 기준)		만 44세 이하 (2019.10.24. 폐지)	연령 제한 없음

일본

- 소득 제한 폐지
- 남성 난임 치료 지원
- 지원 횟수 대폭 증가
- 지원금 확대

시행일	이전	2021년 1월 1일 이후
소득 제한	730만 엔 미만 (부부 합산 소득)	철폐
지원 금액	1회 15만 엔 (첫회만 30만 엔)	1회 30만 엔
지원 횟수	평생 총 6회까지	아이 1명당 6회 까지
대상 연령 (여성 나이 기준)	43세 미만	43세 미만

치료를 시작하기 전에 생각하자!
난임 치료를 언제까지 지속할 것인가?

난임 치료의 건강 보험 적용과 확충으로 경제적인 부분에 있어서는 부담을 덜게 되었습니다. 하지만 노력하는데도 좀처럼 결과가 나오지 않는 여성의 경우 생리를 할 때마다 초조해하며 어떻게든 애를 쓰고 있는 것이 사실입니다.

현실이 이렇기 때문에 저는 난임 치료를 이제 시작하려는 부부들에게 '만약 임신이 되지 않을 때는 언제까지 치료를 계속할 것인지, 미리 정해 두는 편이 좋습니다'라고 얘기합니다.

예를 들면 나이나 햇수, 부담할 수 있는 금액 등을 들 수 있습니다. 파트너와 상의해 '이 단계까지 시도해도 안 된다면 한번 냉정하게 생각하자'라는 기준을 설정해 두는 것은 매우 중요합니다.

일단 난임 치료를 시작하고 나면 '다음에는 임신에 성공할지도 몰라', '지금까지 열심히 했으니까'라는 생각에 좀처럼 결단을 내리지 못하는 사람들을 많이 봐왔습니다. 하지만 스스로를 너무 힘들게 하지 않았으면 좋겠습니다. 만일 부부가 이야기를 나눠도 결정을 내리지 못할 때는 난임 상담을 받는 방법도 있기 때문입니다.

출산 이외의 다른 선택지

임신을 한 뒤 '출산'이라는 통과점을 지나면 '양육' 과정이 기다리고 있습니다. 난임 치료를 시작할 때는 두 가지 모두 목표이자 이루고 싶은 꿈일 것입니다. 하지만 만약 결과가 따라오지 않았을 때는, 한 번쯤 자신이 원하는 것이 '출산'인지, 아니면 '양육'인지 곰곰이 생각해 볼 필요가 있습니다.

만약 '양육'하고자 하는 의지가 강하다면, 일본의 경우에 '특별입양제도(特別養子緣組制度)'를 통해 아이를 입양하는 선택지도 있습니다. 특별입양제도란 입양되는 아이와 친부모 간의 법적인 부모 · 자녀 관계를 해소하고 친자녀와 동일한 부모 · 자녀 관계를 맺을 수 있는 제도입니다. 어디까지나 아동 복지를 위한 제도입니다. 국가가 정한 성립 요건은 있지만, 알선 단체가 따로 있고 저마다 독자적인 조건을 두는 차이가 있습니다.

마찬가지로 한국에도 '친양자입양제도'라는 것이 있습니다. 일본과 마찬가지로 친생부모와 관계를 종료시키고 양부모와의 친족관계만을 인정하는 제도입니다. 차이점이 있다면 알선 단체의 부재입니다. 법적으로 양부모의 성과 본을 따르게 하면서, 실생활에서도 친생자처럼 가족의 구성원이 될 수 있도록 합니다.

이렇듯 출산하고 싶다는 소망은 이루지 못하더라도 양육은 충분히 이룰 수 있습니다. 입양도 하나의 선택지로 생각해 보면 어떨까요?

임신 준비를 도와준다!

임신 준비에 필요한 아이템

임신 준비 중에는 여러 가지 고민을 하게 된다.
번거로운 체온 측정과 어려운 배란일 예측, 정액 검사, 사정장애 등
고민 해결을 도와주는 제품을 소개한다.

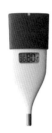

부인용 전자 체온계

매일 아침 측정해야 하는 체온을 약 10초만에 끝낼 수
있다. 스마트폰에 연동시켜 두면 자동으로 데이터를 전
송해 매일 기초 체온을 기록해 준다. 기초 체온 관리 앱
'루나루나 체온 노트'(ルナルナ 体温ノート), '라룬'(ラルー
ン)에도 연동되어 편리하다.

부인용 전자 체온계 MC-652LC (오므론헬스케어)
https://www.healthcare.omron.co.jp/bijin/

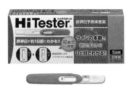

배란일 예측 검사제

임신 준비 중이라면 배란일을 놓치고 싶지 않을 것이
다. 배란 직전에는 황체형성호르몬(LH)이 급격하게 증
가하는데, 이 호르몬의 소변 중 농도를 감지해 판독선
으로 나타내 준다. 소변을 제품의 막대기 끝에 5초 이
상 적신 뒤 10분 정도 기다리기만 하면 된다.

하이테스터H(아리나민제약)
https://hitester.jp/products/hitesterh/

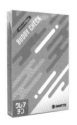

정액 성분 우편 검사 키트

정액 성분은 정자의 활동, 몸 상태와 관련이 있다. 채취
한 정액을 우편으로 보내 검사할 수 있는 키트로, 정자
의 직진 운동률을 향상시키는 '크레아틴'의 양을 측정해
준다.

BUDDY CHECK™ (단테)
https://www. dantte. jp/buddy-check

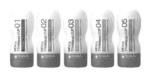

사정 장애 개선 제품

파트너가 조루 · 질 내 사정장애를 가지고 있다면, 부
적절한 자위행위로 너무 강한 자극에 익숙해져 있을
가능성도 있다. 자극이 다른 5개의 트레이닝 컵을 단계
적으로 사용해 적당한 자극으로도 만족할 수 있도록
도와준다.

MEN'S TRAINING CUP FINISH TRAINING (TENGA 헬스케어)
https://store.tengahealthcare.com/chirou-a/

프리 컨셉션 케어란?

임신 전 건강 관리,

'프리 컨셉션 케어'라는 말을 들어보신 적이 있나요?
쉽게 말해, 임신하기 쉬운 몸 상태를 미리 만드는 것입니다.
지금 당장은 임신을 원하지 않거나 파트너가 없더라도,
'지금 준비할 수 있는 일'을 해나간다면
언젠가 아이를 낳고 싶을 때 수월하게 출산할 수 있습니다.
체크시트를 통해 여러분의 몸 상태와 생활 습관을
확인해 보시기 바랍니다.

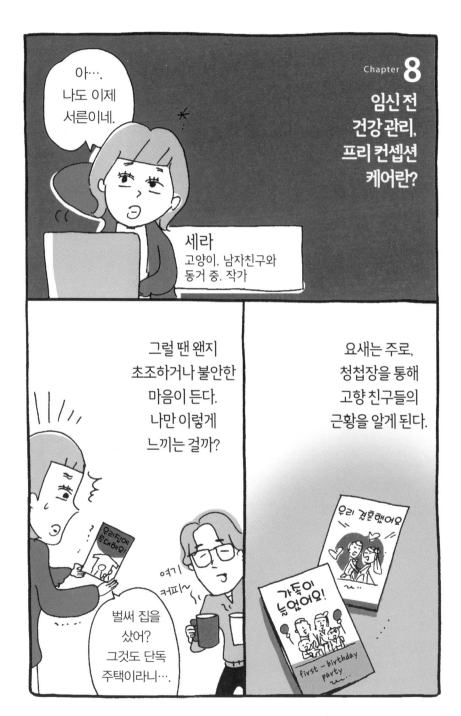

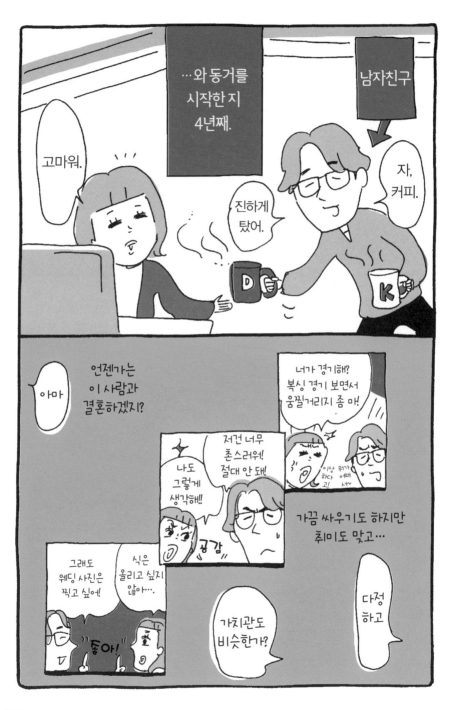

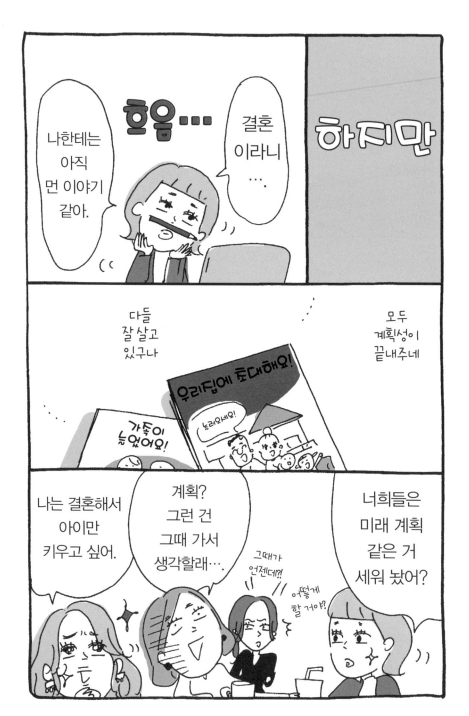

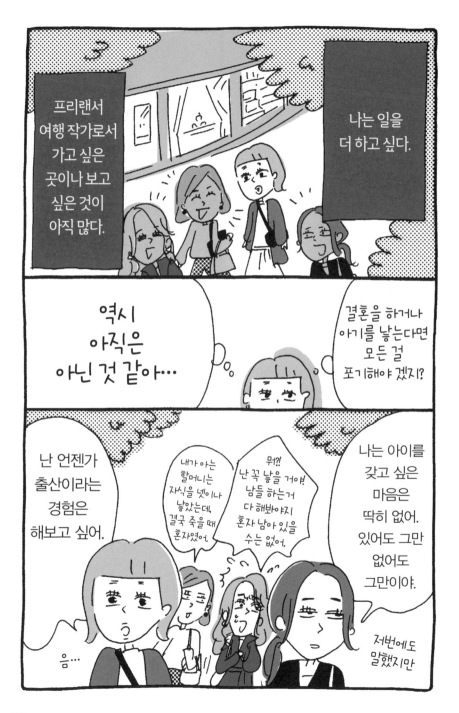

프리랜서 여행 작가로서 가고 싶은 곳이나 보고 싶은 것이 아직 많다.

나는 일을 더 하고 싶다.

역시 아직은 아닌 것 같아…

결혼을 하거나 아기를 낳는다면 모든 걸 포기해야 겠지?

난 언젠가 출산이라는 경험은 해보고 싶어.

내가 아는 할머니는 자식을 넷이나 낳았는데, 결국 죽을 때 혼자셨어.

뭐?! 난 꼭 낳을 거야. 남들 하는거 다 해봐야지 혼자 남아 있을 수는 없어.

나는 아이를 갖고 싶은 마음은 딱히 없어. 있어도 그만 없어도 그만이야.

저번에도 말했지만

음…

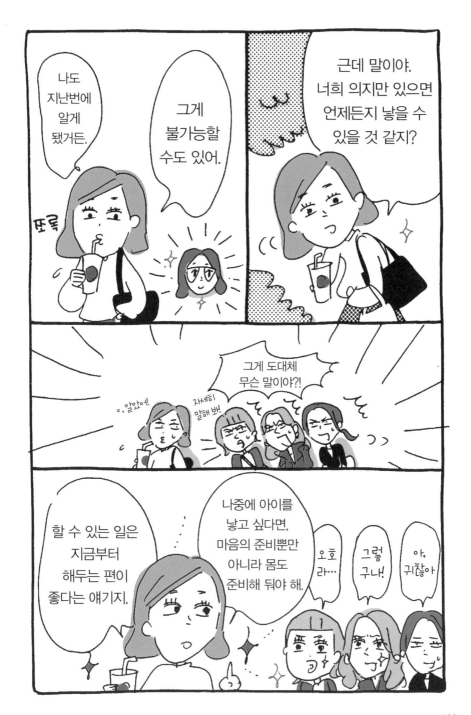

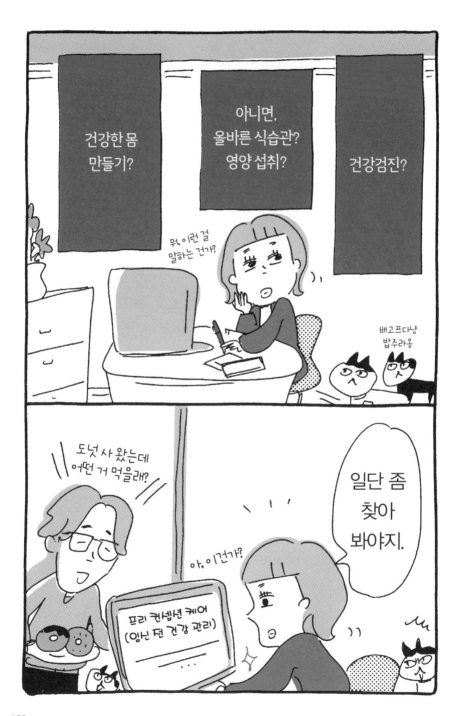

임신 전에 관리하자!

미래의 임신을 위해 건강한 생활 습관과 몸을 만든다

'프리 컨셉션 케어'라는 말은 사람들에게 아직 생소합니다. 뜻을 하나 하나 살펴보자면 '컨셉션'은 임신 전 단계를 의미하며, '프리 컨셉션'이란 몸과 생활 습관을 점검함으로써 '여성이나 커플을 대상으로 미래의 임신을 위한 건강 관리를 촉진하는 것'이라고 정의되어 있습니다.

요컨대 나중에 임신을 원할 때 수월하게 임신할 수 있도록 미리 몸을 만들어 두자, 이렇게 이해하면 좋을 것 같습니다. 넓은 의미로 보면 임신 중에 건강한 몸을 유지해 나가는 것도 포함됩니다.

왜냐하면 임신 중에 고혈압이나 임신성 당뇨와 같은 합병증이 발생할 수 있는데, 특히 고혈압은 모체 사망, 주산기 사망의 주요 원인이고 악화하면 출산 때까지 입원해야 할 수도 있기 때문입니다. 이런 위험을 피하기 위해서, 나아가 태어날 아기를 위해서도 건강한 몸으로 임신한다는 것은 매우 중요합니다.

이러한 생활 습관 개선과 더불어 기초 체온을 측정해 보는 것도 좋은 방법입니다.

임신은 배란기에 섹스를 해야 이루어지는데, 배란은 몸 안에서 조용히 일어나기 때문에 체감하기 어렵습니다. 하지만 기초 체온을 측정해 나가다 보면 아래의 꺾은선 그래프와 같이 저온기에서 고온기로 이행할 때가 있습니다. 이때가 바로 배란기입니다. 배란 때의 특징인 투명하고 잘 늘어나는 분비물이 나오는 것을 보고 알아차릴 수도 있습니다. 만약 이러한 증상이 없다면 서둘러 산부인과 상담을 받으시기 바랍니다. 자기 몸의 리듬을 알면 미래의 임신 가능성을 높일 수 있습니다.

측정하면 여러 가지를 알 수 있다! **기초 체온과 생리의 관계**

저온기는 생리 시작 후 약 2주간 지속된다.
그 후, 체온이 한 번 뚝 떨어졌다가 0.3~0.3℃ 오를 때가 있는데 그 시기가 바로 배란기다.
배란 후부터는 고온기가 시작된다(28일 주기의 경우).

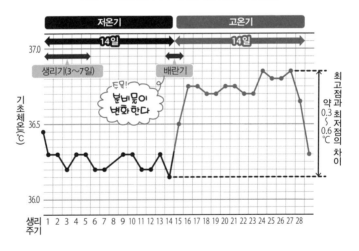

영양 섭취와 백신 접종
당장 시작해야 하는 프리 컨셉션 케어

최근 여성의 건강과 관련해 자주 지적되고 있는 문제로 '저체중'이 있습니다. 제가 산부인과 상담을 하고 있는 여자대학교 두 곳에도 저체중인 학생들이 많아 걱정입니다.

여러분은 혹시 BMI라는 용어를 알고 계신가요? BMI(체질량지수)는 'Body Mass Index'의 약자로, 비만도를 나타내는 수치입니다. 자신의 몸무게(kg)를 키(m)의 제곱으로 나눈 값으로, 표준 체중 구간은 18.5~25 미만입니다.

그런데 제가 상담을 다니는 대학교 학생들의 25%는 18.5 이하입니다. 저체중 여학생이 무려 전체의 1/4을 차지하고 있는 것입니다. 개중에는 생리가 없는 학생도 있어서, 나중에 임신을 원할 때 임신이 어렵지는 않을까 무척 우려스럽습니다. 저체중 때문에 생리가 멈춘 상태라면 임신을 원한다고 해도 쉽게 임신할 수 없습니다. 그렇기 때문에 건강 관리에 각별히 유의해야 합니다. 임신을 원하지 않을 때는 마르면 좋다고 생각할 수 있지만, 저체중 때문에 생리가 3개월 이상 멈춰 있다면 그대로 방치하지 말고 산부인과 상담을 받아야 합니다. 생리에 크게 관여하는 호르몬인 에스트로겐과 프로게스틴은 건강에도 영향을 주고, 건강은 영양 있고 균형 잡힌 식습관에 좌우됩니다. 그러니 내일부터라도 자신의 식습관을 돌아보고 단백질, 당질, 지질을 골고루 섭취하는 생활을 합시다.

아기를 위해 필요한 영양소 '엽산'

또 하나 강조하고 싶은 것은 엽산입니다. 임신을 원한다면 그 전부터 엽산을 꾸준히 섭취해야 합니다. 엽산을 충분히 섭취한 임산부의 태아는 척추 이분증이라는 선천적인 질병에 걸릴 위험이 낮은 것으로 알려져 있습니다. 임신하고 나서 섭취하면 된다고 생각하기 쉽지만, 임신했을 때의 혈중 엽산 농도가 충분한지가 중요하기 때문에 임신 전부터 섭취하는 것이 중요합니다. 엽산 보조제를 통해 쉽게 보충할 수 있습니다.

엽산은 임신을 원하는 사람뿐만 아니라 평소 건강을 위해서도 필요한 영양소이며, 비타민 B12와 함께 빈혈을 예방하는 역할을 합니다. 그래서 저는 집에서 밥을 지을 때 섞을 수 있는 보조제를 이용합니다. 쌀에 뿌린 뒤 밥을 짓고 먹기만 하면 엽산을 섭취할 수 있어서 무척 편리합니다.

프리 컨셉션 케어를 하자!

임신 · 출산을 하려면 몸이 건강해야 한다.
임신 중에 생길 수 있는 문제나 합병증을 예방하기 위해
다음 항목을 체크해 보자.

프리 컨셉션 케어 체크시트

여성
□ 적정 체중을 유지한다.
□ 금연한다. 간접흡연을 피한다.
□ 알코올을 삼간다.
□ 균형 잡힌 식사를 한다.
□ 식사와 보조제를 통해 엽산을 꾸준히 섭취한다.
□ 1주일에 150분은 운동한다. 몸과 마음을 건강하게 한다.
□ 스트레스를 쌓아 두지 않는다.
□ 감염병으로부터 자신을 지킨다.(풍진 · B형/C형간염 · 성매개감염병 등)
□ 백신을 접종한다.(풍진 · 독감 등)
□ 파트너와 함께 건강 관리를 한다.
□ 위험한 약물을 사용하지 않는다.
□ 유해한 약품을 피한다.
□ 생활 습관병을 관리한다.(혈압 · 당뇨병 · 소변 검사 등)
□ 암 검사를 받는다.(유방암 · 자궁 경부암 등)
□ 자궁 경부암 백신은 권장 시기에 맞춰 둔다.
□ 자주 찾는 산부인과의 주치의를 정해 둔다.
□ 지병과 임신에 대해 알아본다.(약 복용 등)
□ 가족의 질병을 알아 둔다.
□ 치아를 잘 관리한다.
□ 미래의 임신 · 출산 및 인생 계획에 대해 파트너와 함께 생각해 본다.

남성
□ 균형 잡힌 식사를 하고 적정 체중을 유지한다.
□ 담배나 위험 약물, 과도한 음주를 피한다.
□ 스트레스를 쌓아 두지 않는다.
□ 생활 습관병을 관리하고 암 검사를 받는다.
□ 파트너와 함께 건강 관리를 한다.
□ 감염병으로부터 자신과 파트너를 지킨다.(풍진 · B형/C형간염 · 성매개감염병 등)
□ 백신을 접종한다.(풍진, 유행성 이하선염, 독감 등)
□ 자신과 가족의 질병을 알아 둔다.
□ 미래의 임신 · 출산 및 인생 계획에 대해 파트너와 함께 생각해 본다.

출처: 일본 국립연구개발법인 국립성육의료연구센터 '프리 컨셉션 케어 체크시트'

우리에게는 펨테크가 있다

펨테크는 여성이 안고 있는 고민과 괴로움을
 해결해 주는 '발명품'입니다.
이제는 '셀프 플레저'라는 말이
친숙한 용어가 되었고, 셀프 플레저 아이템도
남성만의 것이 아닙니다.
여러분은 펨테크에 대해 얼마나 알고 있나요?
펨테크를 활용해 더욱 쾌적한 일상을
만들어 나가 보시기 바랍니다.

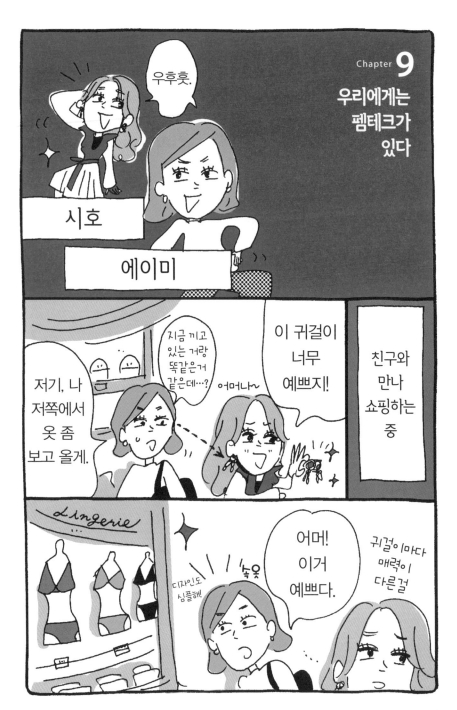

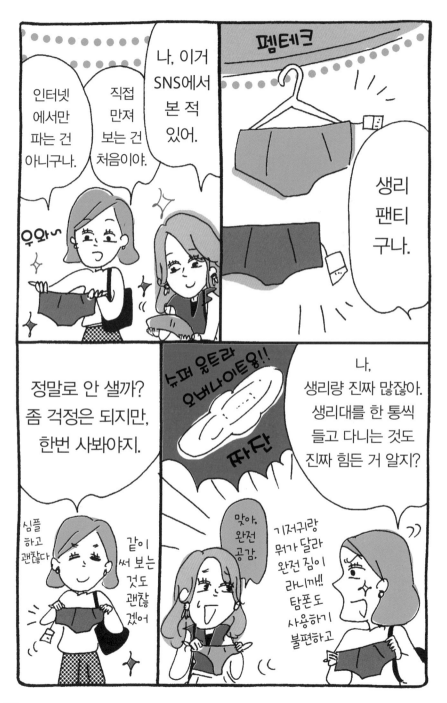

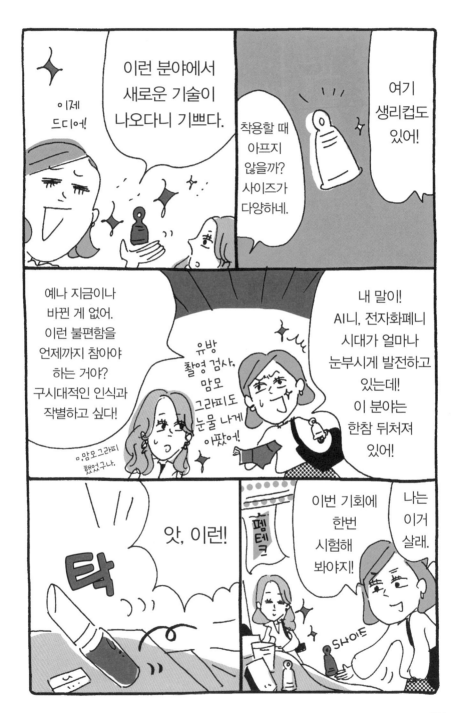

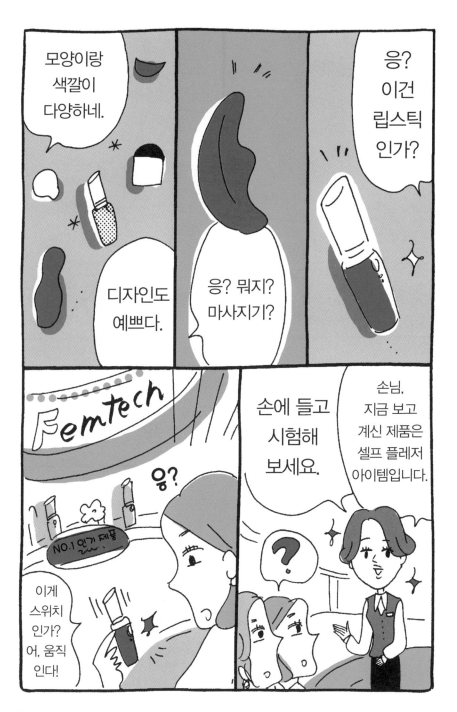

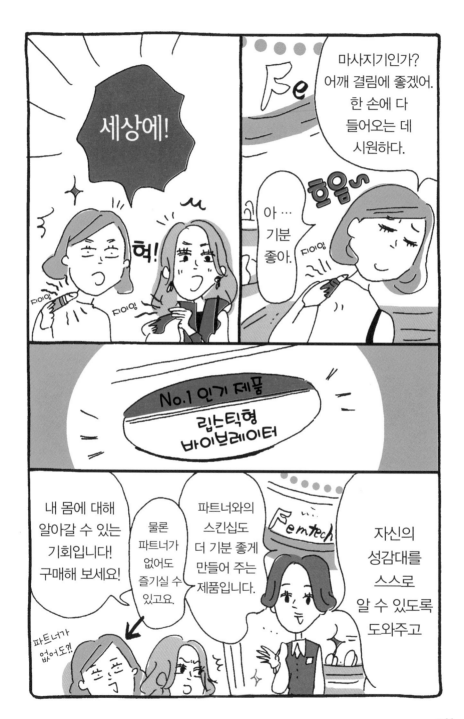

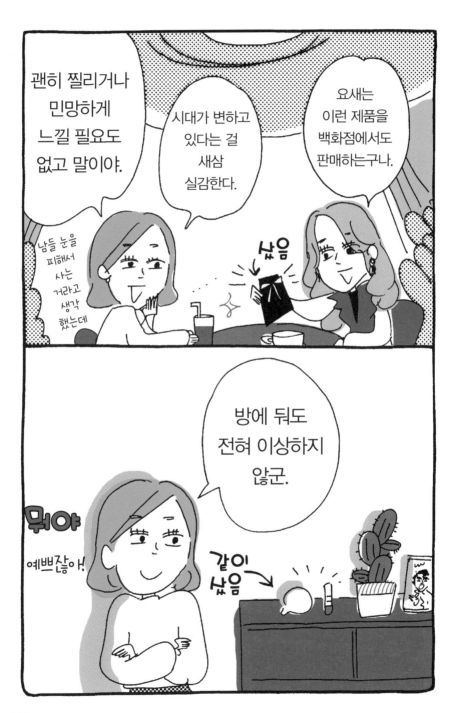

여성의 쾌적한 생활을 위한 테크놀로지

'펨테크'라는 말을 들어보셨나요? 펨테크는 Female(여성)과 Technology(기술)를 합친 용어로, 여성들이 일상생활에서 겪는 불편함이나 어려움을 기술로 해결해 주는 상품이나 서비스를 가리킵니다. 펨테크는 점차 다양한 분야에 걸쳐 확대되고 있습니다.

생리의 불쾌함으로부터 해방시켜 주는 펨테크

펨테크 생리 용품이라면 비교적 보거나 들어본 분들이 많을 텐데요, 대표적인 제품을 몇 가지 소개하겠습니다.

생리컵

실리콘 재질의 컵으로, 질에 삽입해 생리혈을 모아 줍니다. 탐폰과 동일한 방법으로 꺼내고, 생리혈을 씻어낸 뒤에 다시 사용합니다.

처음 사용할 때는 다소 요령이 필요할 수도 있지만, 익숙해지면 교체도 빨리할 수 있게 됩니다. 실제로 생리컵을 사용하는 여성은 '피부 트러블도 생기지 않고, 장시간 화장실에 못 가도 생리혈이 샐까 봐 신경 쓸 필요가 없다'고 말합니다. 또한 생리량을 알 수 있다는 장점도 있습니다.

생리주기 관리 앱

생리를 달력으로 관리할 수 있고 기초 체온과 연동해 배란일과 다음 생리 시작일을 예측합니다. 페어링 기능이 있는 앱도 있어, 파트너에게 생리 일정을 공유할 수도 있습니다.

생리 팬티

생리혈을 흡수하는 팬티로 생리대를 착용할 필요가 없습니다. 재사용이 가능해 친환경적인 관점에서도 좋은 반응을 얻고 있습니다. 그러나 현재 일본의 '의약품, 의료기기 등의 품질, 유효성 및 안전성 확보 등에 관한 법률'에서는 생리 용품으로 인정되지 않기 때문에 제품의 적합성이 요구됩니다.

새로운 펨테크 상품이나 서비스는 계속해서 등장하고 있습니다. 여성 전문 성인 용품점이나 백화점 내에는 전문 코너도 생기고 있습니다. 한 번쯤 관심을 가지고 알아보면 자신과 맞는 편리한 제품을 찾을 수 있을 것입니다.

자신의 몸에 대해 더 알아가자!
셀프 플레저의 인식 변화

'셀프 플레저'는 지금까지 자위행위 혹은 마스터베이션이라는 용어로 불렸습니다. 그런데 저는 이 '셀프 플레저'라는 말이 더욱 마음에 듭니다. '인간과 성' 교육연구협의회를 창설한 무라세 유키히로 선생님이 제안한 표현인데, 성에 대해 밝고 긍정적인 느낌이 들기 때문입니다!

한편 '싱글 섹스', '솔로 섹스'라는 표현도 있습니다. 이 호칭은 파트너와 바로 섹스를 하는 것이 아니라, 그전에 혼자 섹스를 경험해 보자는 의미가 들어 있습니다.

왜 굳이 그런 제안을 하는 걸까요? 그 이유는 파트너와 섹스를 하기 전에 파트너가 자신에게 어떻게 해주면 기분이 좋은지 스스로 충분히 시험하고 알아 두는 편이 좋기 때문입니다. 자기 몸을 모르면 모든 것을 상대에게 맡기게 됩니다. 아프기만 했는데 '원래 이런 건가?'라는 생각이 들기도 하고, 사실은 기분이 좋지 않았지만 좋은 척을 하게 되는 일로 이어질 수 있습니다.

나의 몸을 스스로 알고 난 뒤에 파트너와의 섹스로 나아가는 편이 서로 즐거운 섹스를 할 수 있고 관계도 깊어지지 않을까요. 저는 여러분이 지식이 없는 파트너에 의해 강한 힘으로만 관계가 이루어져 아픈 경험을 하거나 상처받는 일이 없었으면 좋겠습니다. 자신에게 어떤 식으로 해주길 바라는지를 파트너에게 요청할 수 있다면 이상적이겠지요. 그렇게 되면 파트너와의 관계가 더욱 즐거워질 것입니다.

셀프 플레저 아이템이 펨테크에 속속 등장

앞서 언급한 펨테크에는 셀프 플레저를 위한 다양한 신제품이 등장하고 있습니다. 셀프 프레저 제품이라고 인식하지 못할 만큼 디자인이 세련된 것들도 많습니다.

섹슈얼 플레저, 즉 '성의 기쁨'은 혼자서 하는 것과 파트너와 함께 하는 것 모두 태어나면서 주어진 쾌락 중 하나입니다. 잠이 오지 않아 고민하는 사람이 있다면, 스트레스를 완화하는 방법 중에 하나로 셀프 플레저를 해보는 것도 좋을 것 같습니다. 몸과 기분을 해방시키고 편한 상태를 느끼기 위해 한번 시도해 보는 것은 어떨까요.

사치코 선생님이 추천하는!

최신 펨테크 제품

'화장품이 아닐까?' 눈을 의심할 정도로 세련된 셀프 플레저 아이템부터
감각적인 생리 용품까지 시도해 보고 싶은 제품이 다양하다!

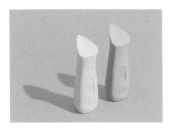

숨길 필요가 없는
플레저 아이템
'Kip'

미국의 브랜드 Dame products가 내놓은 플레
저 토이. 실크처럼 부드러운 의료용 실리콘 재질
로 모서리가 둥글게 처리되어 있다. / 페르마타

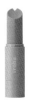

플레저 아이템, 더 이상
남성만의 것이 아니다!
'iroha stick'

꽃잎이 모티프인 립스틱형 셀프 플레저 아이템.
주머니에 쏙 들어가는 크기라 잡기 편하고, 방수
기능이 있어 목욕할 때도 사용할 수 있다. 끝부
분의 실리콘 촉감이 매우 부드럽다. / TENGA

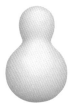

사용하기 전부터 기분이 좋다
'iroha YUKIDARUMA'

폭신폭신하고 매끈매끈한, 새로운 감각의 소재
를 사용한 아이템. 진동을 즐기는 것에 그치지
않고, 끝부분을 삽입해 사용할 수도 있다. 먼지가
잘 붙지 않으며, 방수 소재라 세탁도 가능하기
때문에 항상 청결하게 유지할 수 있다는 것도 장
점이다. / TENGA

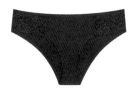

생리 팬티, 벌써 써 봤어?
'proof The Lace Cheeky'

강력한 흡수율을 자랑하는 생리 팬티. 최근 1~2
년 사이에 단숨에 인지도가 올라가고 있다. 인기
브랜드 중 하나인 proof의 이 제품은 밑위가 짧고
가장자리가 레이스로 되어 있어, 생리 팬티라고
말하면 깜짝 놀랄 정도로 세련됐다. 약 30ml까지
흡수할 정도로 흡수력이 뛰어나다. / 페르마타

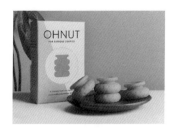

그 아픔, 이제는
참지 않아도 된다!
'Ohnut'

파트너와 SEX 할 때 사이즈가 맞지 않아 통증으로
고민하는 사람을 위한, 성교통 경감 링. 쫀쫀하고 부
드러운 링 4개가 한 세트인 제품이다. 장착하는 링
수로 삽입 깊이를 조절할 수 있다. / 페르마타

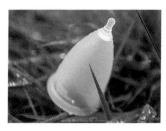

생리대 이외의 선택지,
늘어나고 있다
'EVE'

한국의 섹슈얼 웰니스 브랜드의 생리컵. 제품 상단
의 가장자리가 생리혈이 새지 않도록 막아 준다. 부
드러운 의료용 실리콘 재질이며 초보자도 사용하기
편하다. / 페르마타

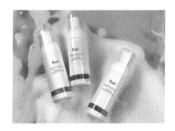

민감한 부위는
전용 비누로
'Rael 페미닌 폼 워시'

민감한 부위의 pH 값에 맞춰 만들어진 여성 전용 세
정제. 8가지 식물 유래 성분을 함유하고 있어 민감
성 피부에도 사용할 수 있다. 펌프를 누르면 거품이
나오는 타입이라 사용이 편리하다. / 페르마타

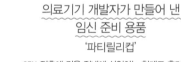

의료기기 개발자가 만들어 낸
임신 준비 용품
'파티릴리컵'

SEX 직후에 컵을 질내에 삽입하는 형태로 흘러나오
는 정액을 줄이고, 자궁 경부에 다다르는 정자의 양
을 늘려 준다. 최대 1시간까지 장착할 수 있다. / 페
르마타

협력 / 페르마타(https://hellofermata.com/), TENGA(https://tenga-group.com/)

펨테크 추천 앱과 사이트!

펨테크는 여성이 안고 있는 건강에 대한 고민을 기술로 해결할 수 있는 상품이나 서비스를 말하며,
앱과 사이트도 그중 하나입니다. 즐겨찾기를 해두거나 설치해 두면 도움이 될 콘텐츠를 소개합니다.

「자기만의 방」(한국 앱)

여성에게 필요한 성 지식을 제공해, 여성
이 불쾌함 없이 정확한 정보를 얻고 섹슈
얼한 경험을 누릴 수 있도록 돕는다.

「yoi」 https://yoi.shueisha.co.jp/(일본 사이트)

여성 패션 잡지 「LEE」「SPUR」등을 발행하는 슈에이샤(集英社)가 새
롭게 론칭한 '몸·마음·성'에 대해 다루는 웹사이트. 유튜브와 틱톡
등을 통해서도 즐기면서 배우는 유용한 정보를 제공한다. 파트너와
의 SEX 및 최신 플레저 아이템 등 알차고 재미있는 콘텐츠가 가득
하다!

궁금해요, 사치코 선생님!

질과 SEX의
Q&A

Q1

남자친구에게 생식기의 모양이 특이하다는 말을 들었어요.

A

생식기의 모양은 사람마다 다르다. 하지만 걱정이 된다면 한번 상담을 받아보자.

'생식기'에는 내음부(질, 자궁, 난소 등)와 외음부(바깥쪽에 있어 눈으로 보이는 부분)가 있습니다. 사람의 얼굴이 저마다 다른 것처럼 생식기의 모양도 제각각입니다. 교과서 등에서는 비교적 단순하게 표현되어 있는데, 교과서의 그림과 비슷한 사람도 있는가 하면, 소음순이 눈에 확 띌 정도로 큰 사람도 있고 사람마다 다릅니다. 질 입구 주름(처녀막)의 경우도 그야말로 천차만별입니다.

언젠가 성교육이 발달된 네덜란드의 교과서를 본 적이 있었습니다. 질 입구 주름 그림이 4개나 실려 있고 모양이 다양하다는 설명과 함께 첫 경험 시에는 '출혈이 있을 수 있습니다'라는 문장이 적혀 있습니다. 즉 출혈이 없는 사례도 있다고 질 입구 주름의 오해를 명확히 설명한 것입니다. 대단하지 않습니까?

이야기가 잠시 옆길로 샜습니다만, 생식기의 외형은 신경 쓰지 않아도 됩니다. 그러나 손가락이나 성기를 삽입하려고 할 때 잘 안 된다거나, 만졌을 때 이상하다고 느껴지는 경우라면 일단 산부인과 진료를 받아 보는 것이 좋습니다.

Q2

삽입 섹스를 하면
너무 아파요.
하지만
남자친구에게 미안해서
항상 참고 있어요.

A

단순한 수분 부족이거나
라텍스 알레르기,
또는 질병이 원인일 수도 있다.

남자친구를 좋아하기 때문에 미안한 감정을 느낄 수는 있습니다. 하지만 섹스는 두 사람 모두 즐거워야 하는 일입니다. 일단 원인이 무엇일지 생각해 봅시다. 먼저, 수분 부족일 가능성이 있습니다. 삽입만이 섹스는 아니므로 그전에 충분히 시간을 들여 지켜보고, 경우에 따라서는 윤활제를 사용해 보는 것도 방법입니다.

두 번째는 콘돔이 맞지 않는 경우입니다. 가끔 콘돔의 소재인 라텍스 알레르기를 가진 사람이 있습니다. 성행위 후 가려움이나 두드러기 증상이 나타난다면 라텍스 프리 콘돔을 사용하거나 산부인과에서 알레르기 상담을 받으시기 바랍니다. 세 번째는 자궁 내막증과 같은 부인과 질환이나 질염으로 인한 통증이 원인일 수도 있습니다. 자궁 내막증으로 인해 뱃속에서 유착이 일어난 상태라면 배변 시에도 통증을 느끼게 됩니다. 자신이 이 경우에 해당한다고 생각되면 서둘러 진료를 받아야 합니다.

또 다른 고민이 있다면, 성교통을 자세히 다루고 있는 '후안프리'라는 사이트(https://fuanfree.com/)도 있으니 참고해 보시기 바랍니다.

Q3

남자친구가 제 몸에서는
사정이 안 되는 것 같아요.
저한테
원인이 있는 걸까요?

궁금해요, 시저크 선생님!

178

A

남성에게 질내 사정 장애가
있을 가능성도 있다.
여성이 상처받을 필요는 없다.

우선, 여성의 몸이 원인인 경우는 없습니다. 남성의 질내 사정 장애가 원인으로 보입니다. 질내 사정 장애는 심리적인 이유로 생길 수도 있지만, 대부분은 남성이 자위행위를 할 때 너무 세게 쥐거나 문지르는 강한 자극에 익숙해져 있는 것이 원인입니다. 그래서 부드러운 여성의 몸에서는 사정할 수 없는 상태가 된 것이지요. 사춘기 때부터의 습관인 경우가 많으므로 빠른 개선은 어려울지도 모르지만, 피니시 트레이닝 용품도 판매되고 있으니 포기하지 말고 시도해 보시기 바랍니다.

여성들은 자신의 몸 때문이라고 여겨 상처받는 경우도 적지 않은데, 전혀 그렇게 생각할 필요가 없습니다. 이번 기회에 파트너와 삽입이나 사정 이외의 섹스를 추구해 보는 것도 좋지 않을까요. 해결될 때까지 기다리지 않고 바로 임신을 하고 싶은 사람이라면, 인공 수정 등의 방법이 있으니 너무 걱정하지 않아도 됩니다.

Q4

'질 트레이닝'을 통해 질을 단련하면 좋은 섹스를 할 수 있나요?

A

질 트레이닝과
섹스 감도와의 관계는 불분명하다.
그러나 산후에는 도움이 될 수도 있다.

이른바 '질 트레이닝'을 통해 질에 힘을 주는 감각을 알게 되면 섹스 도중에 상대의 성기를 꽉 조일 수 있게 될 것입니다.

하지만 그것이 가능하다고 해서 좋은 섹스가 되느냐, 그건 또 다른 문제라고 생각합니다. 상대가 조여 주길 바란다면 하나의 스킬을 익혀 상대를 기쁘게 만들 수는 있겠지요.

그러나 섹스는 서로가 기분이 좋아지기 위해 하는 것이라는 관점에서 생각하면, 질 트레이닝을 통해 조일 수 있게 되었다고 해서 당신의 기분이 좋을지, 감도가 올라갈지까지는 알 수 없습니다.

'질 트레이닝'은 섹스 목적이 아니라, 특히 출산 후에 발생하기 쉬운 요실금과 같은 문제를 예방하는 데 효과가 있는 것으로 잘 알려져 있습니다. 미리 방법을 연습해 두면 출산 후에 도움이 될 것입니다.

Q5

생식기에서 나는 냄새가
신경 쓰여요.
무슨 병에라도
걸린 걸까요?

궁금해요, 서지크 선생님!

A

시큼한 냄새라면
신경 쓸 필요가 없지만,
가끔 검사가 필요한 경우도 있다.

생식기 냄새가 신경 쓰인다며 진료실을 찾아오는 여성들이 간혹 있습니다. 그런데 내진을 해보면 정작 아무 이상이 없고, 대개 본인의 지나친 생각인 경우가 많습니다. 다른 사람까지 알아차릴 만한 냄새는 아니라는 것입니다. 그래도 냄새가 난다는 사실은 신경 쓰이기 마련입니다.

시큼한 냄새가 난다고 말하는 사람이 많은데요, 이것은 '되데르라인 간균'이라는 상재균이 내뿜는 냄새입니다. 이 간균은 유산균의 일종이라 요구르트와 비슷한 냄새가 납니다. 질은 외부로부터의 자극이 있을 때 간혹 나쁜 균이 들어올 수 있는데, 이때 나쁜 균을 물리쳐 주는 역할을 하는 것이 바로 되데르라인 간균입니다.

한편, 정말 주의가 필요한 경우는 생식기에서 생선 썩은 냄새가 날 때입니다. '아민'이라는 물질 때문인데 세균성 질염인 경우 이러한 악취가 나게 됩니다. 따라서 이러한 증상이 있다면 주저하지 말고 병원을 방문하시기 바라며, 또 이전에 받은 적이 없는 사람은 자궁 경부암 검진도 함께 받아 보는 편이 바람직합니다.

Q6

브라질리언 제모,
위생적으로도
도움이 되나요?

A

어느 쪽이든 괜찮다.
내 몸의 주인은 나!

 요즘은 제모를 하거나 모양을 다듬거나 해서 잘 관리하는 사람이 많은 것 같습니다. 결론부터 말하면 제모를 하든, 하지 않든 위생상 특별한 차이는 없습니다.

 민감한 부위를 관리하는 것에 대해 의학적인 측면에서 본다면, 청결하게 유지되는지가 중요합니다. 털은 없으면 없는 대로 청결하고, 있는 경우에는 ① 외음부를 보호하며 ② 속옷에 묻은 분비물이 직접 피부에 닿지 않도록 완충재 기능을 하기 때문에 청결에 도움이 된다고 할 수 있습니다.

 즉, 털이 있든 없든 나름대로 장점이 있고 어느 쪽을 선택하든 상관이 없습니다. 다만 한 가지 확실히 말할 수 있는 것은, 여러분의 몸은 여러분의 것이므로 원하는 형태로 관리해도 된다는 것입니다. 한 가지 조언을 드리자면, 제모는 미용 클리닉보다 피부과에서 받는 편을 추천합니다. 피부과에서는 고출력 레이저로 안전하게 시술을 받을 수 있습니다.

저는 고등학생을 대상으로 한 성교육 강연회에서 "여러분이 서른 일곱 살까지 낳고 싶은 아이의 수를 생각하고 역산해 보세요! 그러기 위해서는 아이를 몇 명 낳을지, 몇 살에 낳기 시작할 것인지 생각해야 합니다. 그리고 그 나이가 될 때까지는 철저하게 피임을 하세요!"라고 강조합니다. 아직 어린 고등학생에게는 그다지 와닿지 않는 이야기일지도 모릅니다. 그래도 "각자 필요한 자격증 따고 열심히 일하다 보면 순식간에 서른 살이 되어 있을 거예요. 그때 지금 이 순간의 지식이 있느냐 없느냐에 따라 여러분 인생의 선택 폭이 크게 달라질 것입니다. 그러니 꼭 기억해 두세요"라고 이야기하고 있습니다.

이 책을 읽고 계신 여러분은 바로 그 나이가 되어 있지 않을까요?

지금 일본에서는 '낳고 싶은 아이의 수-1'만큼 출산 가능한 것이 현실입니다. 다시 말해 3명을 원하는 사람은 2

명, 2명을 원하는 사람은 1명을 낳을 수 있고, 1명을 원하는 사람은 낳지 못할 수도 있다는 뜻입니다.

인생에서 타이밍은 정말 중요합니다. 아이를 낳고 싶다는 생각을 하더라도 그때 마음에 드는 상대를 만나기란 쉽지 않습니다. 기회를 놓치지 않도록 미리 준비하는 자세도 필요하지 않을까요?

저는 성교육을 할 때 일생에 한 번밖에 없었던 제 출산 동영상을 사용하고는 합니다. 결혼에는 적령기가 없지만, 출산에는 적령기가 존재합니다. 물론 의학과 기술의 발달로 다소 그 폭이 넓어질지도 모르지만요.

지금을, 그리고 미래를 행복하게 보내고 싶다면 자신에게 어떤 선택지가 있는지 알고 선택하는 것이 중요합니다. 지식은 자신을 지킬 수 있는 갑옷과도 같습니다.

여러분이 원할 때, 원하는 인생을 선택할 수 있기를 응원하겠습니다!

다카하시 사치코

(P042)

월경 전 증후군(premenstrual syndrome:PMS)/공익사단법인 일본산과부인과학회
https://www.jsog.or.jp/modules/diseases/index.php?content_id=13
2021년 12월 13일 열람

(P055)

2001~2010년 일반사단법인 일본가족계획협회 발표 〈응급 피임약 처방의 원인 조사〉

(P100)

자궁 경부암과 HPV 백신에 대한 올바른 이해를 위해/일본산과부인과학회
https://www.jsog.or.jp/modules/jsogpolicy/index.php?content_id=4
2021년 12월 13일 열람

암 정보 서비스/일본국립연구개발법인 국립암연구센터 암대책정보센터
https://ganjoho.jp/reg_stat/statistics/stat/cancer/17_cervix_uteri.html
2021년 12월 6일 열람

(P116)

매독이란/일본국립감염증연구소
https://www.niid.go.jp/niid/ja/rubella-m-111/392-encyclopedia/465-syphilis-info.html
2021년 12월 13일 열람

매독(Syphilis)/일반사단법인 일본감염증학회
https://www.kansensho.or.jp/ref/d52.html
2021년 12월 13일 열람

매독에 관한 Q&A/후생노동성
https://www.mhlw.go.jp/seisakunitsuite/bunya/kenkou_iryou/kenkou/kekkaku-kansenshou/
seikansenshou / qanda 2. html
2021년 12월 13일 열람

(P137)

David B. Dunson, etal., Human Reproduction, 2002. 일본 내각부 〈임신 적령기를 고려한 라이프 플래닝〉
https://www8.cao.go.jp/shoushi/shoushika/meeting/taikou/k_3/pdf/s2-1.pdf

ART 임신율 · 생산율 · 유산율 2017 /공익사단법인 일본산과부인과학회
http://plaza.umin.ac.jp/~jsog-art / 2017 data_20191015.pdf
2021년 12월 13일 열람

(P138)

생식의료 Q&A Q23 여성의 연령 증가는 유산에 어떤 영향을 주나요?/일반사단법인 일본생식의학회
http://www.jsrm.or.jp/public/funinsho_qa23.html
2021년 12월 13일 열람

(P160)

프리 컨셉션 케어 체크시트/일본국립연구개발법인 국립성육의료연구센터
https://www.ncchd.go.jp/hospital/about/section/preconception/pcc_check-list.html
2021년 12월 13일 열람

MANGA DE WAKARU! 28SAI KARA NO OTOME NO KARADA TAIZEN
IMA SARA KIKENAI HININ·NINSHIN·NINKATSU·BYOKI·SEX NO
TYO KIHON

©Sachiko Takahashi 2022
First published in Japan in 2022 by KADOKAWA CORPORATION, Tokyo.
Korean translation copyright © 2023 by Korean Studies Information Co., Ltd.
Korean translation rights arranged with KADOKAWA CORPORATION, Tokyo through Danny Hong Agency.

서른 살인데 아직도 내 몸을 몰라?

초판 인쇄 2023년 12월 29일
초판 발행 2023년 12월 29일

지은이 다카하시 사치코
옮긴이 일본콘텐츠전문번역팀
발행인 채종준

출판총괄 박능원
국제업무 채보라
책임번역 김예진
책임편집 권새롬 · 이루오
디자인 김예리
마케팅 조희진
전자책 정담자리

브랜드 라라
주소 경기도 파주시 회동길 230 (문발동)
투고문의 ksibook13@kstudy.com

발행처 한국학술정보 (주)
출판신고 2003년 9월 25일 제 406-2003-000012호
인쇄 북토리

ISBN 979-11-6983-778-1 03510

라라는 건강에 관한 도서를 출간하는 한국학술정보(주)의 출판 브랜드입니다.
라라란 '흥겁고 즐거운 삶을 살다' 라는 순우리말로, 건강을 최우선의 가치로 두고
행복한 삶을 살자는 의미를 담고 있습니다.
'건강한 삶'에 대한 이정표를 찾을 수 있도록, 더 유익한 책을 만들고자 합니다.